汉竹编著·亲亲乐读系列

轻松顺产
这样做

王琪 主编

U0250965

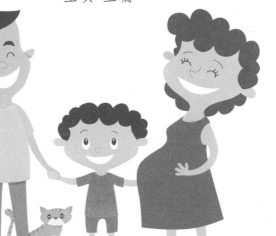

汉竹图书微博
http://weibo.com/hanzhutushu

江苏凤凰科学技术出版社
全国百佳图书出版单位

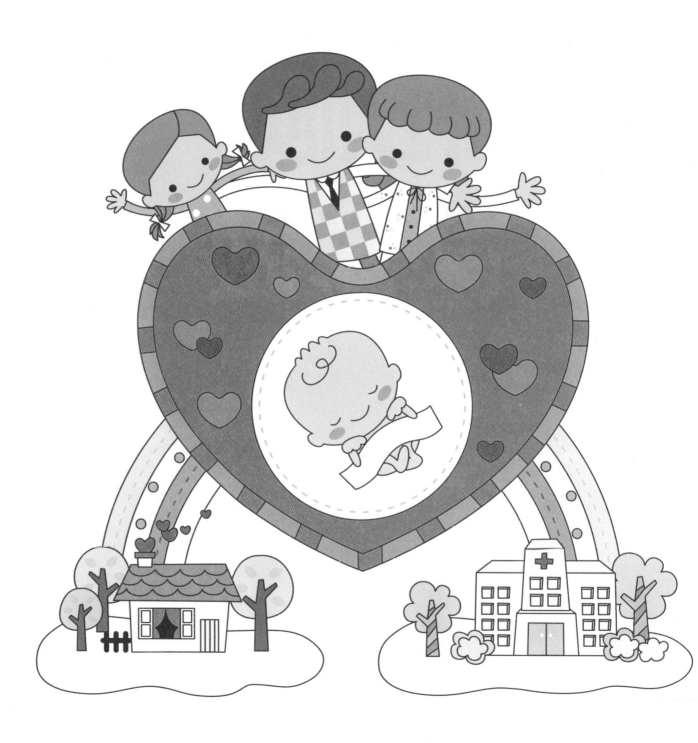

编辑导读

分娩痛到底有多痛?

顺产必须要侧切吗?

哪些运动能够促顺产?

孕期体重增长多少合适?

......

现在有越来越多的孕妈妈知道了顺产的好处,并坚定了自己要顺产的决心,但是却有诸多问题困扰着孕妈妈。不过不用担心,本书将会为孕妈妈一一解答,揭开顺产的神秘面纱。

产检是顺产的有效保证。孕妈妈通过产检,了解自己的身体状况和胎宝宝的发育情况,降低患上妊娠疾病的概率,为顺产奠定坚实的基础。

饮食、运动、体重与顺产息息相关。通过合理的饮食保证孕妈妈和胎宝宝的营养;通过有针对性的运动计划锻炼相关的肌肉群。每天短短几分钟,不仅强身健体,还可以为顺产打下良好的体质基础。

除此之外,针对孕妈妈对产房的好奇、对分娩痛的恐惧,本书也给出了相应的介绍和应对措施,引入模拟分娩课程和缓解阵痛技巧两方面的内容,让没有分娩经验的孕妈妈可以通过本书看到一个完整的分娩过程,做到"有备无患",迎来分娩的幸福时刻。

照着本书做,能让孕妈妈和胎宝宝得到细心的呵护。你会发现,顺产也可以很轻松!

不想错过顺产，向这些情况说不

🚫 剖宫产后不要马上怀孕

如果第一胎是剖宫产，第二次怀孕的时候医生会综合地评估孕妈妈的身体、胎儿的大小状况，并在参考第一次剖宫产原因及方式的基础上做出选择，有可能选择顺产。但是如果剖宫产后没有经过足够长时间的休养就再次怀孕，子宫的伤口没有完全愈合，会增加怀孕及顺产时的风险。

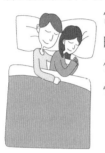

🚫 预防妊娠高血压疾病、妊娠糖尿病

妊娠高血压疾病和妊娠糖尿病都不利于胎宝宝发育，孕妈妈自身的身体健康也得不到保障，更不利于顺产。孕妈妈要早做预防，可以通过控制饮食和适当运动的方式来预防孕期出现妊娠高血压疾病、妊娠糖尿病等疾病。

🚫 远离妇科疾病

怀孕后孕妈妈因为身体发生了一些变化，患上一些常见的妇科疾病，孕妈妈要引起重视。因为这些疾病有可能会影响到胎宝宝的发育，也不利于顺产，一旦患病，孕妈妈一定要到医院就医，听从医生的指导，积极进行治疗，给胎宝宝营造良好的成长环境。既不要采取"硬扛"的方式不去治疗，也不可自己盲目用药。

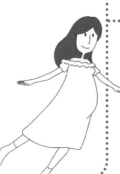

避免产程过长

产力不足，往往会导致孕妈妈产程过长，增加分娩危险，孕妈妈可以通过摄入足够的热量及适量脂肪来保证产力，促进顺产。孕妈妈一味地想要孕期不长胖是不科学的，胎宝宝的营养会因此供给不足，生产的时候，孕妈妈也会没有足够的体力应对分娩。

预防心理难产

孕妈妈在产前过于恐惧，会使身体产生过多的应激激素，这样一来，疼痛就会增加，产程也会拖得更久，对分娩有不利的影响，甚至会造成难产。怀孕、分娩是生理功能的一种自然表现，是一种平常而又正常的事，符合孕妇的生理特点，所以孕妈妈不必惊慌、恐惧，顺其自然，在分娩时听从医生指导，相信一定会顺利生下宝宝的。

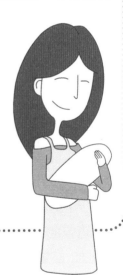

预防巨大儿

因为怀孕，孕妈妈可能会经常感到饥饿，或者想吃些平常并不爱吃的东西。妊娠反应比较强烈的孕妈妈，一般在孕4月后胃口会有所好转，而有的孕妈妈基本没有妊娠反应，食欲一直很好。如果孕妈妈没有节制地补充营养，不仅自己的体重会超重，还会导致胎宝宝体重超标，造成巨大儿，影响顺产。

目录

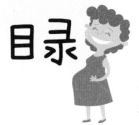

定期产检，拿到顺产通行证

孕 8 月

孕 9 月

孕 10 月

饮食 + 运动，控好体重，提高顺产概率

孕 1 月

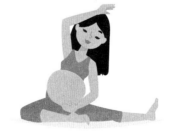

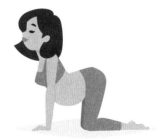

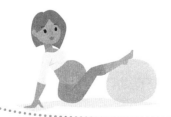

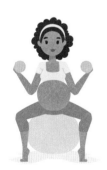
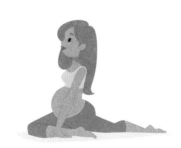
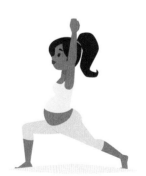

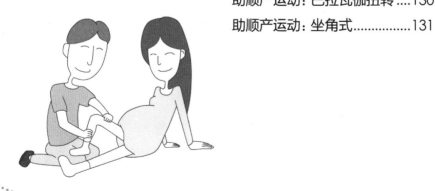

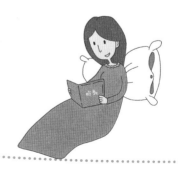

模拟分娩课，从容迎接宝宝

掌握临产征兆，分娩不慌忙

分娩开始，配合医生生得顺

导乐陪产，专业又细致

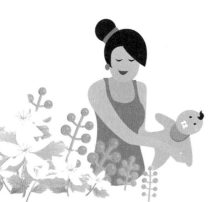

附录

顺产妈妈的产后护理

产后 42 天体检要知道的事

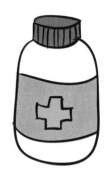
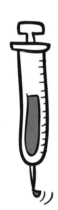
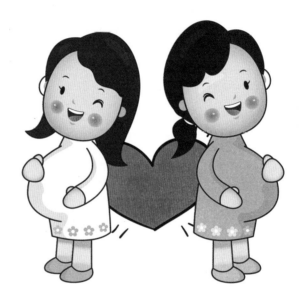
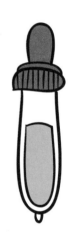
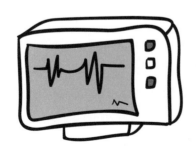
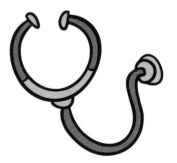

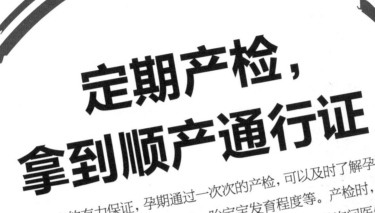

定期产检，
拿到顺产通行证

产检是顺产的有力保证，孕期通过一次次的产检，可以及时了解孕妈妈的营养状况、体重增长情况，胎宝宝的大小、胎宝宝发育程度等。产检时，医生还会对孕妈妈的日常保健进行指导，孕妈妈有什么问题也可以主动询问医生，在一次次的产检中为顺产奠定坚实的基础。

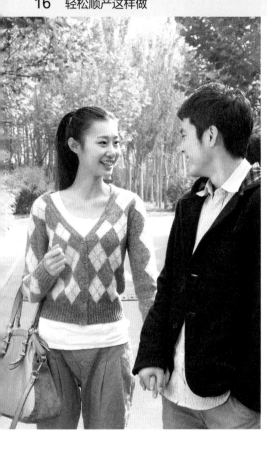

孕 1 月

第 1 次做产检，孕妈妈难免激动又紧张，此时更需要注意检查时的细节问题。

检查前一天晚上要休息好，保证良好的睡眠；当日应穿宽松易脱的衣服，便于妇科检查。

检查时间在上午 9 点钟前最佳，而且最好空腹。

如果有可能最好和准爸爸一起去，他可以回答既往健康状况和有无遗传病家族史，以免在医生问诊时有"一问三不知"的情况出现。也可以将自己想要咨询的问题事先列出来，检查时及时询问医生。

如果孕妈妈的情况适合继续怀孕，则要与医生预约下次检查时间。

尿检小提醒

本月尿检主要是通过早孕试纸检测是否怀孕，这与孕妈妈在家自测是一样的，但还需要经过医生检测并确认是否怀孕。所以，孕妈妈最好在早晨去医院，以便能采集到晨尿。因为早晨的尿液中人绒毛膜促性腺激素（HCG）的浓度较高，试纸检出率也高。等结果出来后，再请医生确认。

孕 1 月产检项目

产检项目	标准值
血液检查	HCG 参考值：非怀孕女性 0~5mIU/ml；孕 4 周约 1000mIU/ml；孕 8~10 周 50 000~270 000mIU/ml；60~90 天达到高峰。
了解家族病史	为了宝宝健康，要对医生说明自己的病史
血压检查	正常血压为：收缩压（即高压）90~140mmHg；舒张压（即低压）60~90mmHg
体重检查	BMI <19.8 属于低体重孕妈妈；BMI19.8~26 之间属于正常体重孕妈妈；BMI>26，属于高体重孕妈妈
尿液检查	尿蛋白 (-)：尿液中没有尿蛋白，或 24 小时尿蛋白定量 <0.5g

（以上项目可作为孕妈妈产检参考，具体产检项目以医院及医生提供的建议为准。）

不用着急做 B 超验孕

孕 5 周后才能用 B 超验孕。它虽是简便易行的验孕方法，但需要等到受精卵在子宫内着床发育以后才能查出来。所以有的孕妈妈明明抽血尿检显示怀孕了，可是做 B 超就是看不出来。孕妈妈最好怀孕 5 周后再去做 B 超。在 B 超机显示屏幕上，可以看到子宫内有圆形的光环，又称妊娠环，环内的暗区为羊水，其中还可见有节律的胎心搏动。这就可以确认怀孕了。

怀孕信号早知道

怀孕后，身体会出现各种征兆，仔细观察身体发出的信号，才能更好地度过孕期。

停经：较为准确的怀孕信号是月经停止来潮。结婚或有性生活的女性，如果平时月经规律，但某次月经延迟 10~15 天还没有来，就应考虑是否怀孕了。所以有性生活的女性都应该记住自己的月经日期（可在日历上做记号）。

有极少数女性，虽然已经怀孕了，但是仍然会行经一两次，不过经血量比平常要少，行经期也短些，这在中医上称为"漏经"，真正的原因尚不清楚。

乳房胀痛：乳房发胀，好像变大了，有点刺痛的感觉，乳头颜色也会变深，出现小结块。这是随着受精卵的着床，体内激素发生改变，乳房做出的相应反应，也是为以后的哺乳做准备。

类似感冒：孕早期的反应和感冒有些类似，但也有差别，可以区分出来。怀孕后会出现停经，而感冒通常都不会影响月经的来潮。

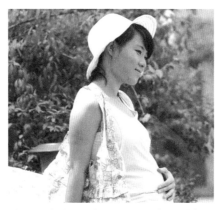
避开长途旅行：长途旅行中体力过度耗损，生活起居没有规律，经常睡眠不足，三餐营养不均衡，易导致流产或先兆流产。

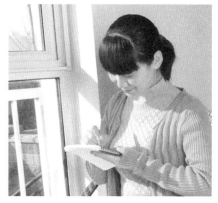
预产期的简单算法：预产期月份是末次月经月份 -3 或 +9，预产期日期是末次月经日期 +7。

看懂血检报告单

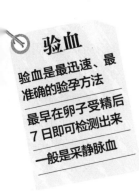
验血
验血是最迅速、最准确的验孕方法
最早在卵子受精后 7 日即可检测出来
一般是采静脉血

有些女性孕初期 HCG 比较低，用试纸测出的线条颜色比较浅，无法判断是否怀孕。这种情况下可以去医院验血检查，通过分析 HCG 和黄体酮判断是否怀孕。通常来说，采用验血的方法是最准确的。未怀孕的女性血 HCG<5mIU/ml，在怀孕最初 3 个月，HCG 水平每 2.2 ± 0.5 天约升高 1 倍，黄体酮在孕期也会明显增高。

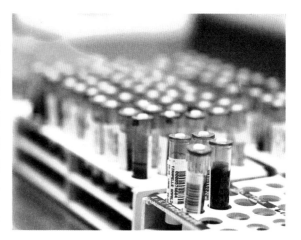

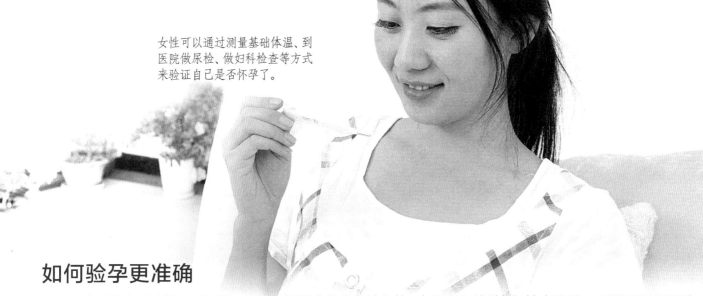

女性可以通过测量基础体温、到医院做尿检、做妇科检查等方式来验证自己是否怀孕了。

如何验孕更准确

同房后多久能确认是否怀孕？这是孕妈妈准爸爸最关心的。如果是尿液检测，性生活后 10 天就可以用早孕试纸测试是否怀孕了。也可以在性生活 10 天以后到医院进行血 HCG 检查，这是检查怀孕最准确的方法。如果是 B 超检查，一般是在同房后 20~35 天可以检查出来是否怀孕。

尿检法

去医院做尿检，是验孕的常见方法之一。只是如果化验太早，结果可能还是阴性的，过几天再做一次可能就是阳性的了。此方法在受精后 7~10 天进行，准确率可高达 99.9%。

观察宫颈黏液

女性怀孕后，卵巢的"月经黄体"不但不会萎缩，反而会进一步发育为"妊娠黄体"，分泌大量孕激素。此时，宫颈黏液涂片中有许多排列成行的椭圆体，可以确认怀孕。

妇科检查

一旦受孕，女性的生殖系统，尤其是子宫的变化非常明显。受孕几天后，经医生检查，可发现阴道壁和子宫颈充血、变软、呈紫蓝色；子宫颈和子宫体交界处软化明显，以致两者好像脱离开来一样，子宫变软、增大、前后颈增宽而变为球形，这是怀孕较明显的现象。

B 超检查

B 超检查验孕最准确、可靠。最早在妊娠第 5 周时，也就是月经推后 1 周的时候，通过 B 超检测，在显示屏幕上，可以看到子宫内有圆形的光环，又称妊娠环，环内的暗区为羊水，其中还可见有节律的胎心搏动。但是如果没有异常情况出现，一般在孕 3 月前不建议使用 B 超检查。

测量基础体温

女性怀孕后，黄体生成素升高，刺激了体温中枢，常使体温比平时高 0.5℃ 左右。如果体温升高的状况持续 21 天以上，而且无其他异常反应，月经也不来潮，一般可以认定为是怀孕的表现。

早孕试纸检测

①打开包装，手持试纸条上端，不要触摸试验区。

②取 1 杯尿液。

③将试纸带有箭头标志的一端浸入尿杯（杯内尿样不要超过 MAX 线），约 3 秒钟后取出平放。

④在反应区内出现一条红线为"阴性"，表示未怀孕；出现两条红线则为"阳性"，表示已经怀孕。

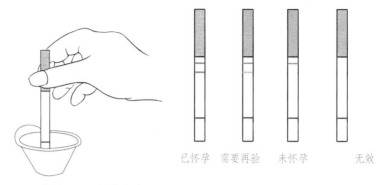

已怀孕　　需要再验　　未怀孕　　无效

受孕 10 天后通过验尿可得知是否怀孕。

验孕棒检测

①撕开包装，取出验孕棒。

②紧捏验孕棒手柄一端。

③用吸管吸几滴尿液，滴到吸尿孔。

④在观察窗中的"C""T"位置，如果出现两条紫红色线，表明已怀孕；如果只出现一条线，表明未怀孕。

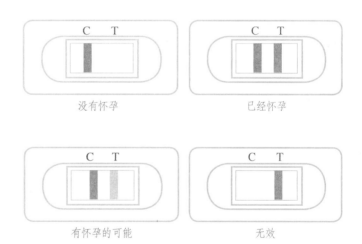

没有怀孕　　　　　已经怀孕

有怀孕的可能　　　　　无效

 专家特别提醒

早孕试纸或验孕棒应到正规药店去购买，并注意生产日期；在验孕前仔细阅读说明书，谨慎操作；验孕时间不宜太早或太晚。

在家验孕会有测不准的情况，也许是忽略了测试尿液应该用晨尿这个关键点。测试用的尿液要收集清晨的第 1 次尿液，因为这时的尿液比较浓，含的激素量较多，能保证测验结果更准确。

如果早孕试纸显示一深一浅两条线，就表示体内的 HCG 含量比较低，测试结果为弱阳性。这可能是受怀孕或测试时间、试纸的灵敏度及其他因素影响，这时最好去医院做个详细检查，确认是否真的怀孕了。

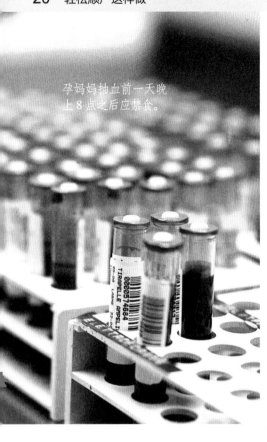

孕妈妈抽血前一天晚上8点之后应禁食。

孕 2 月

孕 2 月还不用做正式的产检，但在孕 7 周左右时，孕妈妈可以进行 B 超检查，确认怀孕状态。

本月 B 超要憋尿： 这个月做 B 超检查，需要憋尿，以便更好地看清子宫内的情形。去检查的那天注意衣着要宽松、易脱，宽松的衣物能节省时间，也能让孕妈妈的心情放松一点。

抽血要空腹： 抽血前 1 天晚上 8 点以后应禁食，清晨不要吃东西，抽血前尽量减少运动，保持空腹，可以喝少量的水。

留取中段尿，结果最可靠：女性的尿道口离阴道口比较近，如不注意的话，尿液往往会被白带污染，不能真实地反映尿液的情况。

别拿称体重不当回事

每次产检时都会称体重，孕妈妈千万不要不当回事，而是要正确记录体重，以便给整个孕期体重控制做参考。正常情况下孕妈妈怀孕的前 3 个月，体重每月增加 0.5 千克左右。此后，体重每月增加不宜超过 2 千克。

孕 2 月产检项目

产检项目	标准值
尿常规检查	肾功能正常值：尿素氮 8~21mg/dL；肌酐 0.9mg/dL
血压检查	收缩压（即高压）90~140mmHg；舒张压（即低压）60~90mmHg
超声波检查	胎心搏动在 6~8 周就可观察到。妊娠 6 周时胎囊直径约 2cm
红细胞及血细胞比容的检查	红细胞正常值：3~4.5x10/L；血细胞比容正常值 37%~48%
妇科产检	子宫有柔软感即为正常
体重检查	怀孕 1 周以后每周可增加 0.1 kg

（以上项目可作为孕妈妈产检参考，具体产检项目以医院及医生提供的建议为准。）

B 超检查安全吗

一般说来，B 超检查对胎宝宝是安全的，它只是一种声波传导，不是电离辐射和电磁辐射，这种声波对人体组织没有什么伤害。但 B 超的超声波产生的"击鼓"效应会使胎宝宝神经细胞随之震动，所以不要频繁做 B 超，如果做一定要控制好时间，最好在 3 分钟以内。

阴道出血，应警惕的意外情况

当出现阴道出血症状时，一味地在家卧床静养是很不科学的做法，甚至会引发危险。这时候最好到医院，由医生确认是宫内孕还是宫外孕。

宫内孕： 如果为宫内孕且孕妈妈身体无异常，胎儿发育正常，医生一般会建议进行保胎。

宫外孕： 如果怀孕前有长期吸烟史以及患盆腔炎症史，则出现宫外孕的概率会高一些。

重视孕早期阴道出血

发现阴道流血时，建议及时到医院检查。或查阴道四维彩超看胚胎发育状况，或测定血 HCG 及黄体酮，若需补充黄体酮，则根据激素用药原则，缺多少补多少，待补足需要后再减量。

宫颈炎引起的出血和先兆流产的出血在出血量、时间、颜色上很难鉴别，所以只有先去医院诊断清楚，再治疗才是上策。另外，不要过多吃巧克力及桂圆、辣椒等热性、刺激性食物，这些都会加重出血症状。

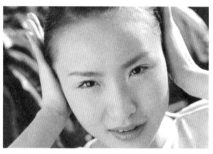

躲开噪声的侵害： 高分贝噪声可损害胎宝宝的听觉，并使孕妈妈内分泌功能紊乱，容易引起流产。

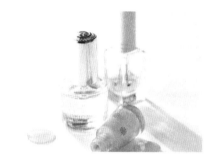

远离有害化妆品： 指甲油之类的化妆品往往含有邻苯二甲酸酯，若长期被人体吸收，容易引起流产及胎儿畸形。

孕期要做几次 B 超

B 超结果

胎囊： 形态清晰的圆形或椭圆形为正常

胎芽： 孕 2 月做 B 超，可看到胎芽为正常

胎心： 孕 2 月，通过 B 超检测到胎心为正常

一般情况下，孕期只需做 3~4 次 B 超就可以了。如果是高危孕妇，或被怀疑有胎盘前置等不正常的情况，要根据情况适当增加 B 超的次数。

孕 7 周左右，通过 B 超检查可以确定宫内妊娠是否正常；孕 11~14 周需要做一次 B 超，通过检查颈项透明层厚度（NT 值），尽早筛查疾病；孕 20~24 周的大排畸 B 超，主要是为了了解胎宝宝是否存在畸形；从孕 36 周到预产期，需做一次 B 超以明确羊水多少和胎盘的功能，以及胎宝宝有无脐带绕颈；如果有羊水过少、胎盘老化、胎宝宝脐带绕颈等情况，需在孕 38 周再做一次 B 超，以确定分娩日期及分娩方式。

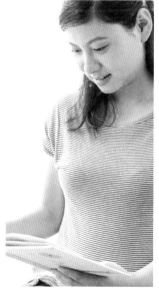

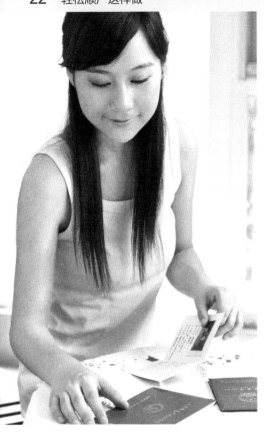

孕 3 月

本月孕妈妈需要在医院建档了，要带哪些证件，可以提前咨询医院。

听胎心前，先静一静： 孕妈妈的情绪会影响胎宝宝的心率状况。比如紧张、焦虑、沮丧、悲观等不良情绪会增加体内肾上腺皮质激素的分泌，从而对胎心监测结果产生影响。

准爸爸帮忙排队： 建档前的检查项目较多，可能在不同的楼层进行，孕妈妈抽血时，准爸爸可帮孕妈妈在其他地方排队，节省时间。

宝宝位置不对，可以出去走走再接着照： 做 B 超时，宝宝位置不对，可能影响检查，不妨走动走动再测。

穿合适的衣服去检查： 衣服宜宽松容易穿脱，不适合穿衣裙，最好穿不系鞋带的鞋子。

建档手续省不得

千万不要忽略建病历卡的手续办理，因为如果没有在医院的期限之内办理，孕晚期出现意外的时候，医院不一定恰好有病床留给你，也无法根据以往检查状况及时地进行抢救。

孕 3 月产检项目

产检项目	标准值
查血常规	血红蛋白计数 110~160g/L
检查乙肝六项	表面抗原（HBsAg），阴性；表面抗体（抗 - HBs），阴性（打过乙肝疫苗的表面抗体会呈阳性，为正常）；e 抗原（HBeAg），阴性；e 抗体（抗 - HBe），阴性；核心抗体 IgG（抗 - HBc IgG），阴性；核心抗体 IgM（抗 - HBc IgM），阴性
尿常规检查	肾功能正常值：尿素氮 8~21mg/dl；肌酐 0.9mg/dl
体重	最理想的怀孕体重是在怀孕前 3 个月以内增加 2kg
多普勒听胎心音	120~160 次 / 分
"四毒"检查	正常：风疹病毒、巨细胞病毒、弓形虫病毒、单纯疱疹病毒均为阴性

看懂尿常规报告单

尿液中蛋白、葡萄糖、胆红素及酮体正常情况下为阴性。如果尿蛋白显示阳性，表明有患妊娠高血压、肾脏疾病的可能。如果酮体显示阳性，表明孕妈妈可能患有妊娠糖尿病或子痫、消化吸收障碍等，需做进一步检查。如果报告单上显示有红细胞和白细胞，则表明有尿路感染的可能，需引起重视。

◀（左侧项目可作为孕妈妈产检参考，具体产检项目以医院及医生提供的建议为准。）

保胎需要多长时间

轻微的流产先兆，经过休息以及黄体酮等治疗，3~5 天没有症状就可以考虑停止用药。

卵巢功能不足引起的先兆流产，保胎的时间相对较长，需要到孕 12 周以后，胎盘功能逐渐完善起来，才可以考虑逐渐停用保胎药。

宫颈功能不全引起的习惯性流产，要至少保胎到上次流产孕周以后的时间。

保胎 2 周后，如果 B 超发现胚胎发育不良，血 HCG 数值持续不升或下降，表明流产不可避免，应终止怀孕。若阴道流血停止、腹痛消失，B 超证实胚胎存活，可继续怀孕。

习惯性流产是指自然流产 3 次以上者。怀孕后为防止再发生流产，可服用维生素 E 和注射黄体酮。

心情舒畅有利于安胎

除了迎接小生命的欣喜外，孕妈妈也可能感受到怀孕带来的压力，如工作、学习、经济等问题还没处理好，自己还没有完全做好当妈妈的准备，再加上妊娠反应和体形变化让孕妈妈既紧张又敏感。

情绪紧张会使体内孕激素水平降低，胎盘发育不良，不利于胚胎发育。

子宫处于高敏感状态，很轻的刺激就会促使子宫收缩，从而诱发流产。

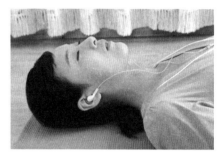

听音乐放松身心：孕妈妈可以通过听音乐、欣赏画作放松紧张的情绪，也要多和准爸爸交流。

建档要趁早

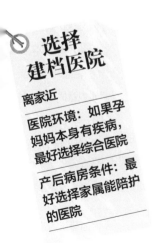

选择建档医院

离家近

医院环境：如果孕妈妈本身有疾病，最好选择综合医院

产后病房条件：最好选择家属能陪护的医院

目前大多数医院都要求孕妈妈提前确定在哪里分娩，方便在医院建档，之后才能进行系统的产前检查。孕 3 月后，孕妈妈确定了产检和分娩医院后要及时办理相关手续。医院为孕妈妈建个人病历，主要是为了能更全面地了解孕妈妈的身体状况及胎宝宝的发育情况，以便更好地应对孕期发生的状况，并为以后分娩做好准备。因此，孕妈妈最好能够提前确定自己的分娩医院，并且最好固定在同一家医院进行产检。

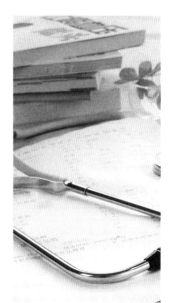

NT 筛查，早期排畸

NT 即胎儿颈项透明层，是指胎宝宝颈后部皮下组织内透明液体的厚度，是产前筛查胎儿染色体异常的有效方法之一，能够作为判断是否为唐氏儿的重要依据。

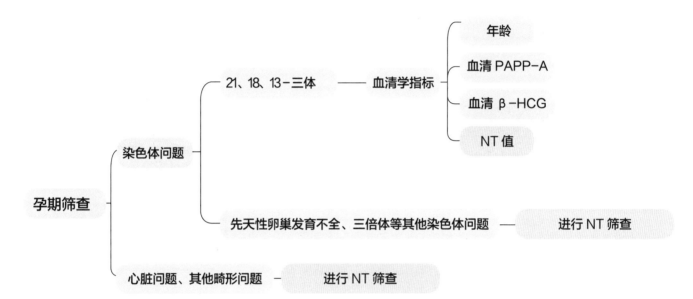

NT 的标准值是多少

一般来说，只要 NT 的数值低于 3 毫米，都表示胎宝宝正常，无须担心。如果检查结果超过 3 毫米，常提示胎宝宝异常，需要进行遗传咨询，做绒毛活检等产前诊断来检查胎宝宝的染色体，或做排畸超声以进一步排查畸形，有条件的话可以做胎宝宝超声心动图检查排除心脏问题。

11~14 周，做 NT 的最佳时机

NT 检查最好在孕 11~14 周做，这个时候，胎宝宝头臀长在 45~84 毫米，经腹部或阴道 B 超检查最好。如检查时间过早，在 11 周之前，胎宝宝太小，B 超检查可能显示不出；过晚的话，过多的液体被胎宝宝的淋巴系统吸收，检查结果就不太准确了。如果孕妈妈错过了 NT 检查的最佳时间，也不用太过担心，孕中期的唐氏筛查及大排畸检查，也是进一步的排畸检查。

彩色多普勒超声诊断报告单

姓名：xxx　　　　性别：女　　　　年龄：31岁　　　检查号：　201104170027
来源：门诊　　　　临床科室：妇产科　　住院号：　　　　　床号：
仪器类型：PHILIPS IE33　　　　检查部位：〈妊娠子宫;〉

检查参数

检查图象：

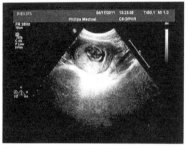 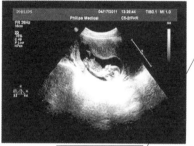

检查所见：　宫内胎儿双顶径2.0cm，头围8.55cm，腹围7.34cm，脊柱排列未见异常，股骨长0.9cm，肱骨长0.87cm，胎心169次/分，胎动好，胎儿颈后透明隔（NT值）厚度：1.2mm。
胎盘后壁，厚1.4cm，内部回声均匀。
羊水暗区深：2.5cm　　　透声好

检查提示：　宫内中孕，单活胎
超声孕周：13周4天

诊断医生：
检查时间：　2011-04-17

产前超声检查说明请看背面
超声诊断报告仅供临床参考，需超声医师签字确认后生效
第1页 共1页

脊柱
脊柱连续为正常。若 B 超报告所示脊柱显示不清，有时与 B 超所查的位置有关。胎儿的位置不好可能会导致显示不清。所以孕妈妈无须过于担心，只要胎心好，羊水正常便可，还需咨询医生是否需要复查。

胎动
怀孕早期，通过 B 超检测有胎动为正常，若无胎动或胎动很弱，可能为异常情况，要结合其他产检项目综合分析。

结果显示 NT 值为 1.2 毫米
一般来说，只要 NT 的数值低于 3 毫米，都表示胎儿正常，无须担心，没有"越小越好"的说法。而高于 3 毫米，则要考虑唐氏综合征的可能。后期一定要做好唐氏筛查或者羊膜腔穿刺的检查，以进一步排查畸形。

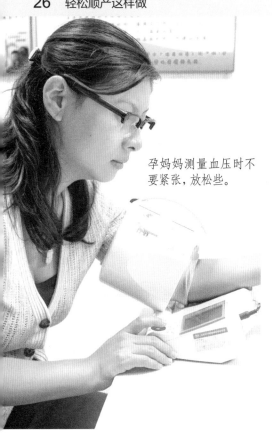

孕妈妈测量血压时不要紧张，放松些。

孕 4 月

有的医院会在孕 12 周的时候听胎心，但这时不是特别清楚，在 16 周就可以听得很清楚了。

测血压要放松：测血压前一定要放松，最好先休息 15 分钟，安静后再测量。

白带检查前保持卫生：孕妈妈在做白带检查的前一天应避免夫妻生活。前三天还要避免冲洗阴道，可用清水适当清洗一下外阴。

做唐氏筛查前的准备：唐氏筛查能有效降低唐氏综合征胎儿的出生概率，是孕妈妈必做的产前检查项目。唐氏筛查时需要空腹抽血，前 1 天晚上 10 点以后不要吃东西、喝水，需要提醒的是有些医院并没有做唐氏筛查的资质，孕妈妈要提前了解。

规避羊膜腔穿刺检查的风险

孕妈妈需要做羊膜腔穿刺检查时，应到条件相对较好的大医院进行。严格掌握适应症，并且配合超声波检查，由有经验的医生操作，这些都是很有必要的。另外，如果没有必要的话，孕妈妈可以不用做这项检查。

孕 4 月产检项目

产检项目	标准值
尿常规检查	正常：尿蛋白、尿葡萄糖及尿酮体均为阴性
血常规	血红蛋白计数 110~160g/L
水肿检查	指压时下肢不凹陷且血压不偏高即为正常
唐氏筛查	甲胎蛋白（AFP）一般范围为 0.7~2.5；血液中人绒毛膜促性腺激素的正常值 <10 μg/L，游离雌三醇参考值：孕早期 0~300ng/L，孕中期 1 000~8 000ng/L，孕晚期 5 000~27 000ng/L
测量宫高、腹围	手测宫高：脐耻之间，从孕 16 周开始，腹围平均每周增长 0.8 厘米

（以上项目可作为孕妈妈产检参考，具体产检项目以医院及医生提供的建议为准。）

哪些人需要做羊膜腔穿刺检查

并不是所有的孕妈妈都需要进行这项检查，如果有以下一种情况，请考虑做相应检查：35 岁以上大龄孕妈妈；孕妈妈曾经生过缺陷婴儿；孕妈妈的家族里有出生缺陷史；孕妈妈本人有出生缺陷；准爸爸有出生缺陷；在唐氏筛查中，结果显示"高危"的孕妈妈。

怎样正确放置胎心仪听筒

本月胎宝宝的胎心更加清晰，孕妈妈可以练习自己听胎心了。但是很多孕妈妈不知道怎么放置胎心仪听筒的位置，因为随着胎儿的生长及胎位不同，胎心的位置会有所变化，这里教给大家一个好办法。

怀孕 4~5 个月的时候，在脐下，腹中线的两侧就可以听到胎心音。

胎儿 6~8 个月时，随着胎儿的长大，胎心的位置也会上移。由于胎动通常是胎儿手脚在动，所以右侧感到胎动频繁时，胎心一般在左侧；左侧感到胎动频繁时，胎心一般在右侧。头位和臀位也可以影响胎心的位置。头位时胎心在脐下，臀位时胎心在脐上。

正常胎心率 120~160 次 / 分钟，过快、过慢或不规律均表示胎儿有宫内缺氧、窒息的可能，必须及时到医院就诊。

如何选购胎心仪

合格的胎心仪，其超声探头应该有防水功能，探头发射频率在 2.0 兆赫兹或以下，自带显示屏、锂电池。

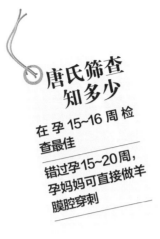

唐氏筛查知多少

在孕 15~16 周检查最佳

错过孕 15~20 周，孕妈妈可直接做羊膜腔穿刺

唐氏筛查必须做吗

唐氏筛查是一项染色体的检查，每个孕妈妈都应该在孕 16~20 周做检查。唐氏综合征的发病有很大的随机性，年龄超过 35 周岁的孕妈妈，发病率高，但正常育龄女性也有这种可能。因此，所有孕妈妈都应做该项检查，建议最好直接做无创口的检测或羊穿。孕早期错过了 NT 检查的孕妈妈，一定要记好唐氏筛查的时间，超过 20 周再去做此项检查的意义不大。

选购胎心仪，应该选择证件齐全、正规公司的合格产品。这样的产品才是有安全保障的，孕妈妈在使用时才能更放心。

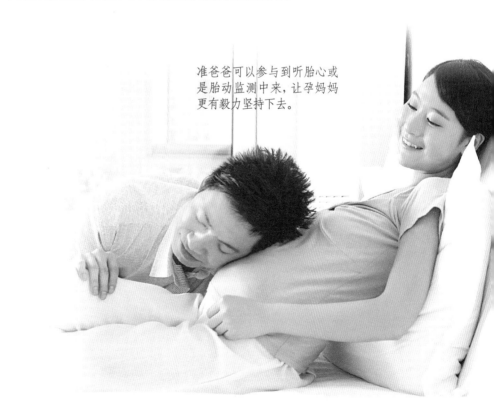

准爸爸可以参与到听胎心或是胎动监测中来，让孕妈妈更有毅力坚持下去。

看懂你的唐氏筛查报告单

唐氏筛查一般是抽取孕妈妈 2~5 毫升的血液，检测血清中甲胎蛋白（AFP）、人绒毛膜促性腺激素（HCG）和游离雌三醇（uE3）的浓度，结合孕妈妈的预产期、年龄、体重和采血时的孕周，计算出"唐氏儿"的危险系数。

AFP

女性怀孕后胚胎干细胞产生的一种特殊蛋白，作用是维护正常妊娠，保护胎宝宝不受母体排斥，起到保胎作用。这种物质在怀孕第 6 周就出现了，随着胎龄增长，孕妈妈血中的 AFP 含量越来越多。胎宝宝出生后，妈妈血中的 AFP 含量会逐渐下降。

HCG

即人绒毛膜促性腺激素，医生会结合这些数据连同孕妈妈的年龄、体重及孕周等，计算出胎宝宝患唐氏综合征的危险度。

21- 三体综合征

风险截断值为 1:270。此项检查结果为 1:40000，远低于风险截断值，表明患唐氏综合征的概率很低。

18- 三体综合征

风险截断值为 1:350。此项检查结果为 1:100000，远低于风险截断值，表明患唐氏综合征的概率很低。

筛查结果

"低风险"表明胎儿异常的风险低，"高风险"表示胎儿异常的风险高。即使结果出现了高风险，孕妈妈也不必过于惊慌，因为高风险人群也不一定都会生出唐氏儿，这还需要进行羊水细胞染色体核型分析确诊。

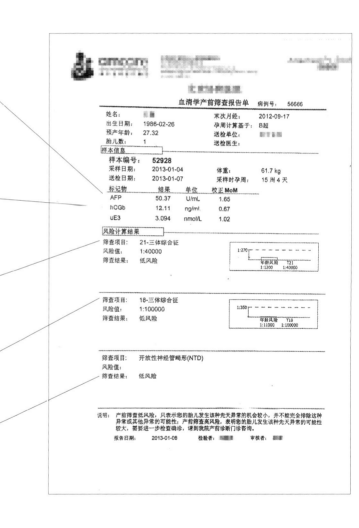

唐筛高危，需进一步做羊膜腔穿刺

羊膜腔穿刺是最常用的侵入性产前诊断技术。胎儿染色体异常，如果不伴有结构异常，B 超就检查不出来，而通过羊水穿刺获取胎儿细胞，然后进行胎儿染色体核型分析，可以诊断胎儿染色体疾病，比如唐氏综合征。

羊膜腔穿刺容易引起流产吗

羊膜腔穿刺虽然是侵入性检查，但穿刺过程全程由超声波监控，一般不会对胎宝宝造成伤害，只会稍微提高流产概率，约为 0.3%。怀孕 4 个月时，羊水量至少会有 400 毫升，而羊膜腔穿刺时只抽走 20 毫升左右，之后羊水量还会再增加，所以危险度非常低。

做完羊膜腔穿刺手术后需要注意什么

羊膜腔穿刺后，当天不要洗澡，在扎针的地方可能会有痛感，也有人可能会有一点点阴道出血或分泌物增加。不过，只要稍微休息几天，症状就会消失，不需要服用任何药物。但要注意，如果疼痛剧烈或发热，就要赶快去医院就诊。

羊膜腔穿刺与无创 DNA 检测如何选择

羊膜腔穿刺的优缺点

1. 羊膜腔穿刺是有创检查，需要在肚子上扎一针，抽取宝宝的羊水检测，能一次检测全部 46 条染色体，检查结果提示风险高低。

2. 目前羊膜腔穿刺的技术很成熟，但也有一定的危险性，有造成流产的可能。

3. 费用比无创 DNA 检测低。

无创 DNA 检测的优缺点

1. 无创 DNA 检测是抽血检测，没有危险性。

2. 无创 DNA 检测不像羊膜腔穿刺能筛查所有的染色体，它主要筛查第 21、18、13 号染色体是否有异常。如果怀疑其他染色体有问题，需要通过羊膜腔穿刺再次确认。也就是说无创 DNA 检测在某种程度上是取代不了羊膜腔穿刺的。

3. 费用比羊膜腔穿刺高，大约 2 周出结果。

另外，需要特别说明的是，以下孕妇不宜做无创 DNA 筛查：有直接产前诊断指征的孕妈妈；多胎的孕妈妈；夫妻双方有明确染色体结构异常的孕妈妈；胎宝宝怀疑有微小缺失综合征或其他染色体异常的孕妈妈。

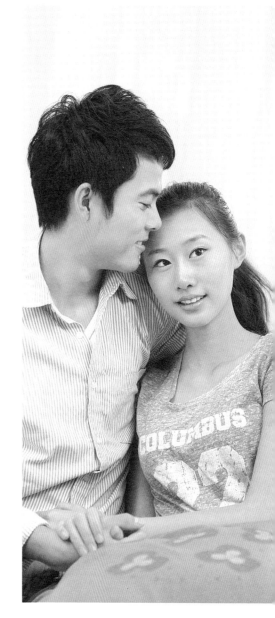

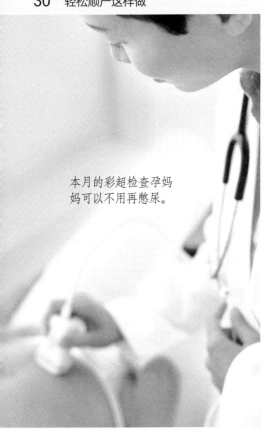

本月的彩超检查孕妈妈可以不用再憋尿。

孕 5 月

孕 12 周进行的小排畸和孕 20~24 周的大排畸是早期发现严重畸形胎儿的重要检查。

测量宫高、腹围前别紧张：这两项检查都没有疼痛感，孕妈妈不必紧张，保持平稳的呼吸，以免影响检测。

大排畸，可以不用憋尿：本月的彩超检查，孕妈妈可以不用再憋尿了，检查前可排空尿液。

做四维彩超前，心态要平和：四维彩超可看到胎宝宝的实时面部表情，检查前孕妈妈要保持平和的心态，过于紧张会影响到胎宝宝的活动和表情。

测胎动，准备点甜食：测胎动时，胎宝宝不"配合"，可能会影响到检查，吃点甜食或出去走动走动会好很多。

三维彩超和四维彩超的区别
三维彩超是立体动态显示的彩色多普勒超声诊断仪，可以进行胎宝宝面部表情的动态成像。四维彩超不仅具有三维彩超的所有功能，而且在此基础上加了时间维度，能够呈现胎宝宝的动态活动图像，即能够录制成动态视频。

孕 5 月产检项目

产检项目	标准值
体重检查	孕 15 周以后至分娩，每周可以稳定增加 0.45kg，每周又以不超过 0.5kg 为原则
血压检查	平均血压在 110/70mmHg 到 120/80mmHg 为正常
尿常规	正常：尿蛋白、尿葡萄糖及尿酮体均为阴性
听胎心音	正常胎心率一般在每分钟 120~160 次
胎动	如果 12 小时内胎动少于 10 次，或 1 小时内胎动小于 3 次，往往表示胎儿缺氧
测量宫高、腹围	宫高正常：18（15.3~21.4）cm；腹围正常：82（76~89）cm
血常规	血红蛋白计数 110~160g/L

大排畸彩超能检查出什么

大排畸彩超能够清楚地显示胎宝宝各脏器的情况，查看胎宝宝头、四肢、脊柱等是否有畸形，了解胎宝宝的生长发育情况。一般来说，大排畸彩超能检查出大的畸形，像先天性心脏病、唇腭裂、水肿胎、多指（趾）、脊柱裂等畸形都可以检查出来。

◀（左侧项目可作为孕妈妈产检参考，具体产检项目以医院及医生提供的建议为准。）

了解你的宫高和腹围

　　宫高和腹围的增长是有一定规律和标准的，每次产检都要测量宫高及腹围以估计胎宝宝的发育情况。一般从怀孕 20 周开始，每 4 周测量 1 次；怀孕 28~36 周每 2 周测量 1 次；怀孕 37 周后每周测量 1 次。孕妈妈也可以自己测量，结果可以参照下图，以观察胎宝宝发育与孕周是否相符。如果连续 2 周宫高没有变化，孕妈妈需去医院检查确定原因。

宫高正常值标准表（单位：cm）

妊娠周数	下限	上限	标准
满 20 周	16	20.5	18
满 24 周	20	24.5	22
满 28 周	23	28.5	26
满 32 周	26	32.5	29
满 36 周	29	36.5	32
满 40 周	32	38.5	34

腹围因人而异

　　不少孕妈妈在家量腹围后再跟标准表一对照，发现不对，就很紧张，担心胎宝宝发育不好，有的甚至特地为这个去医院就诊。其实，孕妈妈不必过于紧张。腹围增长是因人而异的，只要各项指征正常，腹围有点偏差都正常。

腹围正常值标准表（单位：cm）

妊娠周数	下限	上限	标准
满 20 周	76	89	82
满 24 周	80	91	85
满 28 周	82	94	87
满 32 周	84	95	89
满 36 周	86	98	92
满 40 周	89	100	94

学会自测胎动

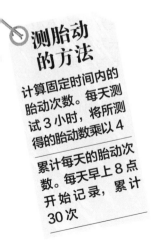

测胎动的方法

计算固定时间内的胎动次数。每天测试 3 小时，将所测得的胎动数乘以 4

累计每天的胎动次数。每天早上 8 点开始记录，累计 30 次

　　孕妈妈都知道应在家自测胎动，但实际上，真正坚持数胎动的人少之又少。胎动的次数多少、快慢、强弱直接关系到胎宝宝的安危，孕妈妈每天数胎动能了解到胎宝宝的健康状态。胎动的感觉有许多种，扭动、翻滚、拳打脚踢、肚子一跳一跳的、冒泡泡、像鱼在游泳、像虾在跳……胎宝宝在肚子里的动作千变万化，所以每个孕妈妈的胎动感觉会有所不同。

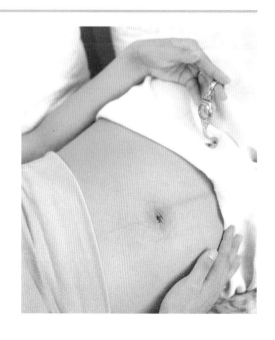

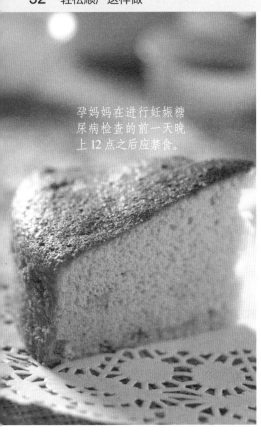

孕妈妈在进行妊娠糖尿病检查的前一天晚上 12 点之后应禁食。

孕 6 月

妊娠糖尿病检查是一项必做的检查，可以检查孕妈妈的血糖水平。

妊娠糖尿病检查需要空腹：做妊娠糖尿病检查前，至少要空腹 8 小时，也就是说孕妈妈在产检的前一天晚上 12 点后就要禁食。检查当天早晨，不能吃东西，也不能喝水。

糖粉要全部溶于水中：喝葡萄糖粉的时候，孕妈妈要尽量将糖粉搅拌均匀，使其全部溶于水中，喝的时候不要洒出来。

妊娠糖尿病检查的前三天正常饮食：在做妊娠糖尿病检查的前几天，孕妈妈要保证正常饮食，不能刻意控制糖分的摄入。但也不能无所顾虑地吃甜品和糖分高的水果，可以多喝点水，搭配适量的运动。

需要做 B 超羊水量检查的情况
前期检查羊水量过多，或甲胎蛋白高，提示羊水急性增多的孕妈妈需要检查；孕中期胎动时孕妈妈感觉腹痛，宫高及腹围明显小于正常月份时，也需要检查，以诊断是否羊水过少。

孕 6 月产检项目

产检项目	标准值
超声波检查	孕 21 周：双顶径的平均值为 5.22 ± 0.42；腹围的平均值为 15.62 ± 1.84；股骨长为 3.64 ± 0.40 孕 22 周：双顶径的平均值为 5.45 ± 0.57；腹围的平均值为 16.70 ± 2.23；股骨长为 3.82 ± 0.47 孕 23 周：双顶径的平均值为 5.80 ± 0.44；腹围的平均值为 17.90 ± 1.85；股骨长为 4.21 ± 0.41 孕 24 周：双顶径的平均值为 6.05 ± 0.50；腹围的平均值为 18.74 ± 2.23；股骨长为 4.36 ± 0.51 （单位：cm）
葡萄糖耐量试验	空腹：<5.1mmol/L；服糖后 1 小时：<10mmol/L；服糖后 2 小时：<8.5mmol/L
听胎心音	正常范围：120~160 次 / 分
测量宫高、腹围	宫高正常：24（22~25.1）cm；腹围正常：85（80~91）cm
血常规	血红蛋白计数 110~160g/L

（以上项目可作为孕妈妈产检参考，具体产检项目以医院及医生提供的建议为准。）

孕期发生小腿抽筋怎么办

适当进行户外活动，多进行日光浴。饮食多样化，多吃海带、芝麻、豆类等含钙丰富的食物，保证每天钙的摄入量在 1 500 毫克左右。睡觉时调整好睡姿，采用最舒服的侧卧位。注意不要让腿部肌肉过度劳累，不要穿高跟鞋。睡前对小腿部进行按摩。

小心预防妊娠高血压

妊娠高血压疾病是妊娠特有的疾病，发生率约占所有孕妇的 5%。表现为高血压、蛋白尿、水肿等。

注意休息： 正常的作息、足够的睡眠、保持心情愉快对于预防妊娠高血压有重要作用。

注意血压和体重： 平时注意血压和体重的变化。可每日测量血压并做记录，如有不正常情况，应及时就医。

均衡营养： 勿吃太咸、太油腻的食物；孕期补充钙和维生素，多吃新鲜蔬菜和水果，适量进食鱼、肉、蛋、奶等高蛋白、高钙、高钾及低钠食物。

坚持体育锻炼： 散步、太极拳、孕妇瑜伽等运动可使全身肌肉放松，有利于降低血压。

易患妊娠高血压疾病的人群

- 初产妇。
- 体形矮胖者。
- 营养不良，特别是伴有严重贫血者。患有原发性高血压、慢性肾炎、糖尿病合并妊娠者，其发病率较高，病情可能更为复杂。
- 双胎、羊水过多及葡萄胎的孕妈妈，发病率较高。
- 有家族史，如孕妈妈的母亲有先兆子痫，孕妈妈发病的可能性较高。

葡萄糖耐量测试的准确性

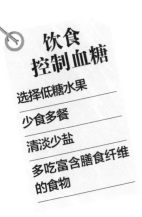

饮食控制血糖

选择低糖水果

少食多餐

清淡少盐

多吃富含膳食纤维的食物

采用 50 克糖粉的葡萄糖耐量测试，并不是诊断性的检查，它的目的是筛查出可能出现问题的孕妈妈。经过葡萄糖耐量测试，检查出血糖高的孕妈妈，不一定就是患了妊娠糖尿病，后期还需要进一步检查来诊断。

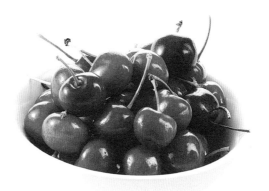

樱桃属于低糖水果，适合想要控制血糖的孕妈妈食用。

乳房自检，为哺乳做准备

如果孕妈妈想要在产后进行母乳喂养的话，那么在怀孕时就应该注意呵护自己的乳房了。但是也有些孕妈妈正在为自己的乳头而烦恼——为什么我的乳头是凹进去的呢？难不成就这样放弃母乳喂养吗？答案当然是否定的。

乳头扁平、凹陷大多是先天性的，孕妈妈不必特别自责，大多数乳头扁平和凹陷都是可以通过适当的方法得到矫正的。孕妈妈可以在孕期轻拉乳头，及时纠正乳头凹陷。

由于刺激乳头时可能会引起孕妈妈的子宫收缩，过早进行纠正的话有可能会引起早产，所以孕妈妈一定要在保证进入孕中晚期之后再进行纠正。如果有早产史、流产史或乳房护理时出现宫缩，应避免做该护理。

	正常乳头	乳头的直径为0.8~1厘米	适宜宝宝吸乳
	凹陷乳头	乳头凹陷在乳晕中	凹陷乳头可以用手指刺激、牵拉或用吸奶器使乳头突出来
	扁平乳头	乳头不突出，乳头长度较短，约在0.5厘米以下	扁平乳头会增加宝宝吸乳的困难，孕期要经常用手指牵拉，宝宝出生后经常吸吮也会纠正这种现象
	较大乳头	乳头直径在2.5厘米以上	宝宝刚开始吸吮时会感到困难，慢慢地就会适应

选对内衣，穿出健康

在整个孕期，孕妈妈的乳房和腹部会不断增大，所以要注意更换内衣。在挑选内衣时，应考虑材质、尺寸和舒适度等，购买前要试穿，才能挑选出适合自己的款型。

棉质且不带钢圈的文胸

孕妈妈应选择较为透气、吸汗、舒适且具有一定伸缩性的棉质材质，避免选购可能会引起皮肤过敏的化纤材质。此外，带有钢圈的文胸也不适合孕妈妈，会压迫已经增大的乳房组织，影响乳房的血液循环。最好选择支撑力较强的文胸，以免孕期胸部变大后出现自然下垂。

哺乳型文胸

在整个孕期，孕妈妈应该随着孕周的增加而更换文胸。到了孕晚期，可以考虑选择哺乳型文胸，为产后哺乳做准备，也为垫吸乳垫留出足够的空间。一般来说每个时期要准备两三件哺乳型文胸。孕期要经常换洗文胸，最好每一两天换洗一次，以免细菌感染，造成乳腺炎，给孕妈妈和胎宝宝带来不良影响。

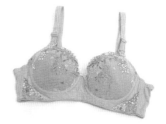

孕早期最好穿宽肩带的棉质文胸。

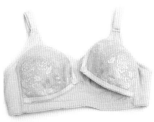

孕晚期可以开始穿哺乳文胸。

纠正乳头凹陷方法多

手动牵拉

孕妈妈可将拇指和食指相对地放在乳头左右两侧，缓缓下压并由乳头向两侧拉开，牵拉乳晕皮肤及皮下组织，使乳头向外突出，重复多次。随后捏住乳头向外牵拉。每日 2 次，每次 5 分钟。

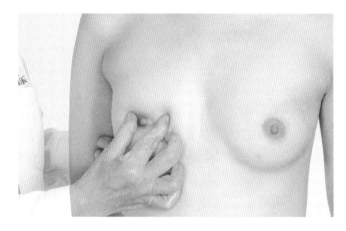
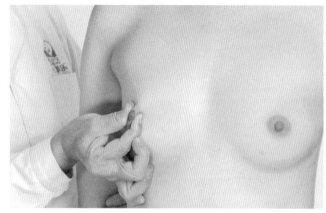

器具牵拉

孕妈妈可以按照吸奶器上的说明，用吸盘吸住乳晕，按压手柄，利用负压作用来牵引凹陷的乳头。一般持续约 10 分钟，取下吸奶器，再用手指轻轻拉乳头，帮助乳头突出。

"十字操"纠正乳头凹陷

如果孕妈妈发现自己乳头凹陷，可在孕 32 周后开始做"十字操"进行纠正。将两拇指（或食指）平行放在乳头两侧，慢慢地将乳头向两侧外方拉开，牵拉乳晕皮肤及皮下组织，使乳头向外突出。拉乳头时要轻柔，时间不能太长，每天 2 次，每次重复 10~20 次即可。

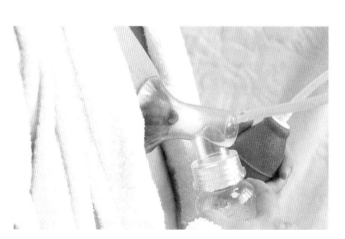
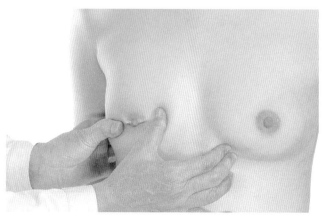

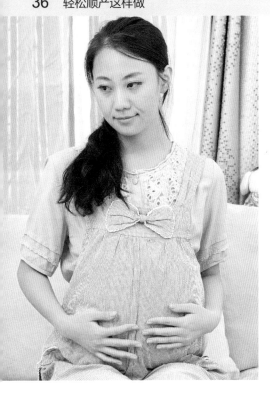

孕 7 月

本月除了基础检查，还会有 B 超、心电图检查，提前了解，产检会更顺利。

安静下来再测量血压：测量血压之前最好先休息 15 分钟，以免因活动导致血压偏高。

检查胎盘：通过检查胎盘的位置和成熟度，了解胎宝宝的发育情况，及时发现异常情况。

胎动异常警惕脐带打结：当发生脐带打结时，孕妈妈会感觉到胎动变得急促，经过一段时间后又突然停止。

做心电图检查的小诀窍

不要空腹做心电图。不要在心跳过快的状态下去做心电图，检查前最好先休息一会儿，等心跳稳定下来再做检查。检查时既不要紧张，也不要说话。做心电图时，最好穿一些容易穿脱的衣服。如果身上有手表、手机，最好取下来。

孕 7 月产检项目

产检项目	标准值
体重检查	每周可以稳定增加 0.45kg，每周又以不超过 0.5kg 为原则
血压检查	平均血压在 110/70mmHg 到 120/80mmHg 为正常
尿常规	正常：尿蛋白、尿葡萄糖及尿酮体均为阴性
彩超	孕 25 周：双顶径的平均值为 6.39 ± 0.70；腹围的平均值为 19.64 ± 2.20；股骨长为 4.65 ± 0.42； 孕 26 周：双顶径的平均值为 6.68 ± 0.61；腹围的平均值为 21.62 ± 2.30；股骨长为 4.87 ± 0.4； 孕 27 周：双顶径的平均值为 6.98 ± 0.57；腹围的平均值为 21.81 ± 2.12；股骨长为 5.10 ± 0.41； 孕 28 周：双顶径的平均值为 7.24 ± 0.65；腹围的平均值为 22.86 ± 2.41；股骨长为 5.35 ± 0.55 （单位：cm）
听胎心音	正常范围：120~160 次 / 分
测量宫高、腹围	宫高正常：26（22.4~29）cm；腹围正常：87（82~94）cm

（以上项目可作为孕妈妈产检参考，具体产检项目以医院及医生提供的建议为准。）

怎样预防前置胎盘

前置胎盘：指胎盘在子宫内的位置过低，附着在子宫内口，而将子宫颈口遮住。正常妊娠时的胎盘，一般附着在子宫的前壁、后壁或侧壁。平时要注意：避免搬重物；有出血应立即就诊；注意胎动；每日留意胎动是否正常，如果觉得胎动明显减少时，需尽快就诊。

孕期贫血，饮食上需注意什么

多食用含铁丰富的食物，如动物肝脏、蛋、菠菜等。若感觉营养跟不上，可吃些硫酸亚铁、维生素C等，以促进铁质的吸收。

贫血的孕妈妈不要喝茶或咖啡，因为其中的鞣酸可使铁的吸收率降低75%。有少数贫血的孕妈妈是因为缺乏叶酸或维生素 B_{12}，这时应改掉偏食的习惯，多吃一些深绿色的蔬菜、肉类、动物内脏、蘑菇、全谷类食物等。在吃含铁丰富的食品的同时不要喝牛奶，牛奶中的钙会降低身体对铁的吸收率。

正确认识孕期贫血

诊断孕期贫血主要通过血红蛋白计数，血红蛋白量在110克/升为正常；红细胞数为350万/立方毫米。检测结果低于参考数值，即为贫血。

血红蛋白量低于110克/升、高于100克/升，是轻度贫血；低于100克/升、高于70克/升是中度贫血；低于或等于70克/升是重度贫血。孕妈妈中重度贫血将会影响胎宝宝的健康发育。

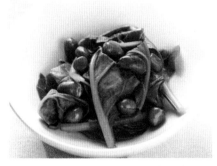

凉拌菠菜花生仁：这是一道非常家常的凉拌菜，其中菠菜有滋阴润燥、养血止血的功效，孕妈妈食用可预防贫血、增强体质。

远离孕期抑郁

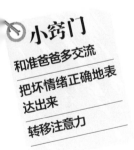

小窍门
和准爸爸多交流
把坏情绪正确地表达出来
转移注意力

如果在一段时间（至少2周）内有以下4种或以上的症状，则可能已患有孕期抑郁症。如果其中的一两种情况近期特别困扰孕妈妈，则必须引起高度重视。

- 不能集中注意力
- 焦虑
- 极端易怒
- 睡眠不好
- 非常容易疲劳，或有持续的疲劳感
- 不停地想吃东西或者毫无食欲
- 对什么都不感兴趣，总是提不起精神
- 持续情绪低落，想哭
- 情绪起伏很大，喜怒无常

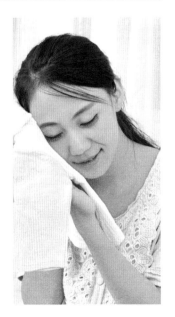

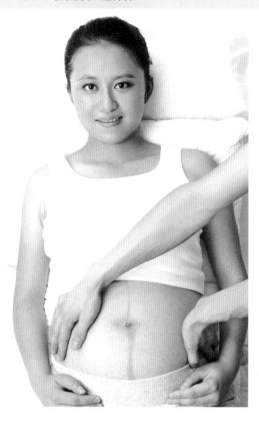

孕 8 月

有先兆流产史和早产史的孕妈妈可以先做骨盆外测量，到临产时再做骨盆内测量。

胎心监护前 30 分钟，吃点甜食：若胎宝宝睡着了，孕妈妈可以轻轻摇晃腹部或者抚摸腹部，把胎宝宝唤醒。也可以在检查前的 30 分钟内吃些甜食，这样宝宝会容易动一动。

胎心监护时选好姿势：在检查时，孕妈妈可以选择一个舒服的姿势进行监护，避免平卧位。

血钙检查不是每个人都要做：腿脚抽筋的孕妈妈，可由医生安排进行血钙检查。

骨盆内测量的注意事项

在进行骨盆内测量时，有些孕妈妈会感到不舒服，甚至疼痛。在医生检查时，孕妈妈应先做深呼吸运动，同时放松腹部肌肉。因为越紧张，医生的操作越困难，痛苦也越大，需要的时间也会越长。

孕 8 月产检项目

产检项目	标准值
超声波检查	无标准值，个人差异大
胎心监护	胎心率正常波动在 120~160 次 / 分
体重检查	每周可以稳定增加 0.45 kg
血压检查	血压在 110/70mmHg 到 120/80mmHg 为正常
尿常规	正常：尿蛋白、尿葡萄糖及尿酮体均为阴性
骨盆测量	超过 8.0，孕妈妈有顺产的机会
白带检查	正常 pH 为 4.5
血常规	血红蛋白计数 110~160g/L

（以上项目可作为孕妈妈产检参考，具体产检项目以医院及医生提供的建议为准。）

测出骨盆狭窄先别忧心

随着孕周的增长，孕妈妈的韧带和肌肉会适应子宫的增大，并为分娩做准备而进一步松弛，所以即使孕妈妈在本月进行骨盆测量的时候发现骨盆不够宽，在最终分娩再次检查的时候，也有骨盆变为正常的可能，孕妈妈千万不要因此而担心。

先兆子痫早发现

先兆子痫是以高血压和蛋白尿为主要临床表现的一种严重妊娠高血压并发症，可能危及孕妈妈和胎宝宝的健康甚至生命。孕 24 周后，在常规检查中发现蛋白尿、血压升高、体重异常增加，且脚踝部开始水肿，休息后水肿也没有消退，同时在这些症状的基础上伴有头晕、头痛、眼花、胸闷、恶心甚至呕吐以及随时都有可能出现的抽搐，这就是先兆子痫。

如何预防先兆子痫的发生

1. **注意休息**：正常的作息、足够的睡眠、保持心情愉快。
2. **控制血压和体重**：平时注意血压和体重的变化。
3. **均衡营养**：不要吃太咸、太油腻的食物；多吃新鲜蔬菜和水果。
4. **坚持合理的运动锻炼。**

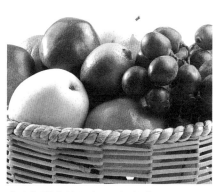

多吃新鲜蔬菜和水果：新鲜蔬菜和水果中的维生素 C 和维生素 E 是两种具有抗氧化作用的维生素，对预防先兆子痫有益。

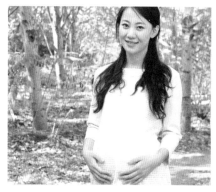

坚持合理的锻炼：运动少也是诱发和加重高血压的一个隐形因素，所以孕妈妈可经常做一些轻缓的运动，同时注意休息。

重视早产

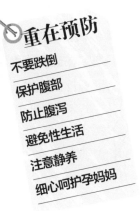

重在预防

不要跌倒
保护腹部
防止腹泻
避免性生活
注意静养
细心呵护孕妈妈

孕 28 周开始，是早产多发期。早产宝宝的神经系统发育易受影响，且存活率低，因此，孕妈妈对此应引起足够的重视，预防早产的发生。早产的发生既有孕妈妈方面的原因，也有胎宝宝本身的原因。

孕妈妈方面的原因：严重贫血、胎膜早破、急性传染病、活动过多、持重物、外伤等。

胎宝宝本身的原因：羊水过多、胎盘位置不正常、双胎、多胎等。

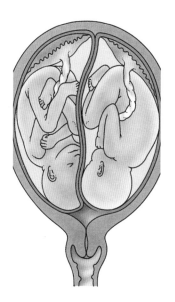

关注胎位

因为胎宝宝最大的部分是胎头，如果胎宝宝胎头位置正常，在产力的推动下，就可以顺利通过产道分娩。所以胎位直接关系到孕妈妈的分娩方式，想顺产的孕妈妈一定要多加关注。

正胎位是什么

处在羊水中的胎儿，受浮力影响加上头部较大，孕晚期时会出现头下臀上的姿势。正常的胎位为头下臀上、胎头俯屈、枕骨在前，这样的姿势可使枕部最先伸入骨盆，使得分娩比较顺利，即"趴着生"。

胎位不正有哪几种情况

胎位不正与怀孕周数、骨盆腔大小与形状、子宫内胎盘大小与着床的位置、多胎次经产妇松弛的腹肌、多胞胎妊娠、羊水不正常、脐带太短、子宫内肿瘤或子宫先天性发育异常等因素有关。常见的胎位有以下几种情况：

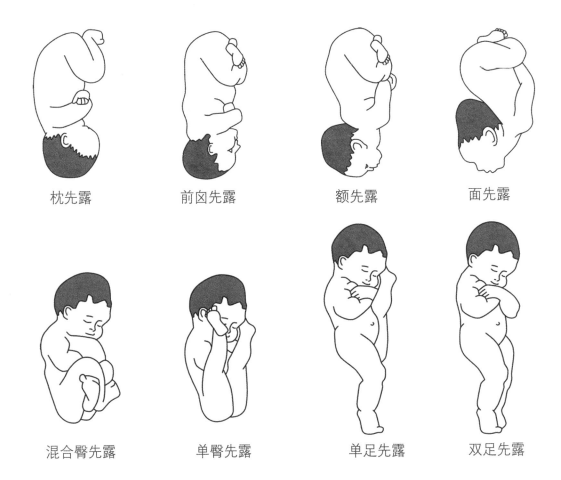

枕先露　　　前囟先露　　　额先露　　　面先露

混合臀先露　　　单臀先露　　　单足先露　　　双足先露

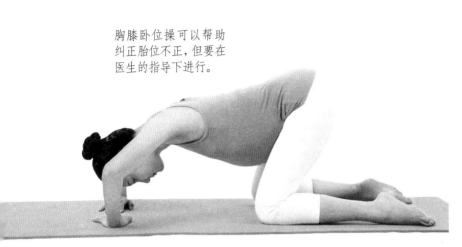

胸膝卧位操可以帮助纠正胎位不正，但要在医生的指导下进行。

什么时候纠正胎位不正最合适

孕 28 周以前，胎宝宝在子宫内活动范围较大，所以位置不容易固定。

孕 28 周后经 B 超检查可查出是否为异常胎位。

孕 32 周以后，胎宝宝的姿势和位置相对固定。

孕 8 月（孕 32 周）以后，胎宝宝的增长速度加快，孕妈妈子宫内的活动空间越来越小，这时候胎位相对固定，且胎宝宝自行纠正的可能性变小。所以，胎位不正最合适的纠正时间为孕 30~32 周。

纠正胎位不正的胸膝卧位操

适用于怀孕 30 周后，胎位仍为臀位或横位者。于饭前或饭后 2 小时，或于早晨起床及晚上睡前做，应先排空膀胱，松开裤带或腰带。

双膝稍分开（与肩同宽）跪在床上或瑜伽垫上，双膝蜷成直角，胸肩贴在床上，头歪向一侧，双手放在头的两侧，形成臀部高头部低的姿势，两者高低差别越大越好，以使胎儿头顶到母体横膈处，借重心的改变来纠正胎儿方位。

每日做 2 次，每次 15~20 分钟，1 周后复查。当然，孕妈妈一定要在医生的指导和建议下进行。

纠正胎位不正时遵循医嘱

孕妈妈在纠正胎位不正时，具体该如何做，需要听从产科医生的指导，不能擅自延长动作的时间和次数，否则可能会因为不当动作而引起脐带绕颈、脐带扭转或缠绕胎儿肢体等现象的发生。此外，还得注意以下几点：

1.进行胎位纠正一段时间后，定时去医院检查，随时观察胎位的变化情况。

2.在有家人陪伴的情况下进行胎位纠正动作，防止意外发生。

3.胎位不正不会影响胎宝宝的健康，孕妈妈应保持心情舒畅，以积极的态度应对胎位不正，等待分娩。

4.妊娠 34 周以后的孕妈妈应慎用胎位纠正的方法，多听从医生的建议。

在医生的帮助下采取外倒转术

如果以上方法不见效，医生还会考虑从外部让胎宝宝来个 180°的翻转，然后用腹带把腹部包裹起来，维持头位。当然这种方法必须由医生来操作，孕妈妈自己可不能擅自操作。其做法是用手在腹壁上摸到胎宝宝的头后，把胎宝宝的头慢慢转到骨盆腔里，再把臀部推上去。

这种方法适用于腹壁松弛的孕妇，一般在孕 32~34 周进行，最好在 B 超和胎儿电子监测下进行，还要密切注意胎心、胎动情况。

孕 9 月

本月除了常规的检查项目，孕妈妈还可能会做 B 族链球菌检查、肛肠外科检查。

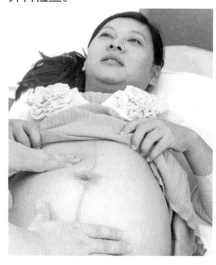

胎心监护莫着急：如果胎心监护没过关，监护会继续下去，可能做 40 分钟或 1 小时，孕妈妈不要太着急。

检查胎位时要放松：医生在检查胎位时，通常会要求孕妈妈放松，以免影响判断。

听胎心前不要服用药物：有些药物会引起母子心率加快，听胎心前最好别服用。

水肿检查：孕妈妈的身体负担越来越重，随之而来的不适症状也让孕妈妈难以承受，大部分孕妈妈会出现水肿。做好水肿检查，可以预防妊娠高血压疾病的发生。

分清正常水肿和异常水肿

若水肿范围局限在膝盖以下，经过一夜睡眠可消退，不伴有血压升高或蛋白尿，属正常现象。如果水肿范围较大，由踝部及小腿至膝以上，甚至外阴部、腹部、上肢、颜面等，且卧床休息 6~8 小时后仍不消退，且最近体重上升快，需结合血压和蛋白尿状况判断是否患上了妊娠高血压疾病。

孕 9 月产检项目

产检项目	标准值
体重检查	每周可以稳定增加 0.45 kg，每周又以不超过 0.5 kg 为原则
血压检查	血压在 110/70mmHg 到 120/80mmHg 为正常
尿常规	正常：尿蛋白、尿葡萄糖及尿酮体均为阴性
心电图	一般情况都是正常的，如有异常，医生往往建议再次检查
胎心监护	胎心率正常波动在 120~160 次 / 分
听胎心音	正常值为 120~160 次 / 分
测量宫高、腹围	宫高正常：32（29.8~34.5）cm；腹围正常：92（86~98）cm
骨盆内测量	骨盆指数 ≥ 8.0，有助于顺产
血常规	血红蛋白计数 110~160g/L

（以上项目可作为孕妈妈产检参考，具体产检项目以医院及医生提供的建议为准。）

孕晚期彻底静养要不得

虽然到了孕晚期，沉重的腹部使孕妈妈更加懒于行动，更易疲惫，但还是要适当活动，现在离临盆还有一段时间。适当的运动能增强孕妈妈腹肌、腰肌和骨盆底肌的能力，使胎宝宝及与分娩直接有关的骨盆关节和肌肉得到锻炼，为日后的顺利分娩创造有利的条件。

预防下肢静脉曲张

下肢静脉曲张是一种孕期常见病，主要表现为下肢尤其是腿部的内侧面、会阴部、小腿和足背上的静脉弯曲鼓露，踝关节处及脚部发生水肿。因此，常使孕妈妈穿不进原来的鞋子，行动上也多有不便，严重的还可能并发痔疮和促发心血管疾病。

为了避免或减轻下肢静脉曲张，孕妈妈应尽量减少站立体位；睡觉时应采取左侧卧位，不要仰卧，以免子宫压迫静脉，还可用枕头等把腿部垫高，以利静脉血的回流；可穿上高强度的弹力袜进行防护，以防静脉血栓和静脉瘤的发生。

静脉曲张的遗传倾向

孕晚期，受增大的子宫压迫，腹腔静脉血液回流受阻，有些孕妈妈会发生静脉曲张。有的发生在阴唇处，有的在肛门处，即痔疮，大多数发生在小腿上。

静脉曲张往往有家族遗传倾向，有此家族疾病史的孕妈妈更易患此病。静脉曲张不严重时，往往不会觉得疼，严重时，会感到疼，腿部也会变得沉重，走路困难。

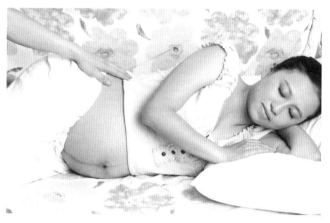

左侧卧位：可以避免压迫到下肢静脉，并减少血液回流的阻力，有利于水肿消退，所以孕妈妈休息时应尽量选择左侧卧位。

孕期水肿不容忽视

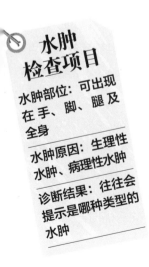

水肿检查项目

水肿部位：可出现在手、脚、腿及全身

水肿原因：生理性水肿、病理性水肿

诊断结果：往往会提示是哪种类型的水肿

预防和减轻妊娠水肿的最好方法：休息并积极配合适当的饮食疗法。进食足量的蛋白质、蔬菜、水果。不要吃得过咸。少吃或不吃难消化和易胀气的食物。久坐的孕妈妈可以在座位底下放个脚凳，可缓解脚部和下肢的压力，也可以准备一双柔软的拖鞋，工作时穿着宽松的拖鞋也能缓解足部压力。

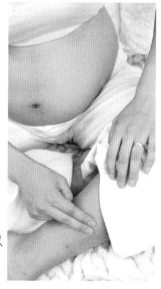

适度地按摩腿部，可以预防、缓解下肢水肿。

留心脐带绕颈

脐带缠绕是脐带异常的一种情况，其中最为常见的是脐带缠绕宝宝的颈部，即脐带绕颈。脐带绕颈一般与脐带的长度、胎动、羊水量有关。胎宝宝在母体内并不老实，他在空间并不是很大的子宫内经常活动，这时就有可能导致脐带绕颈。

脐带绕颈怎么办

检查发现胎宝宝脐带绕颈，没有异常的话，孕妈妈在家要经常数一下胎动，如果突然发生激烈的大量胎动，赶紧去医院检查。

胎宝宝发生脐带绕颈，孕妈妈要注意的就是减少震动，保持左侧位睡眠。如果不是必须要施行剖宫产的情况，不要因担心脐带绕颈的意外情况发生而要求剖宫产。

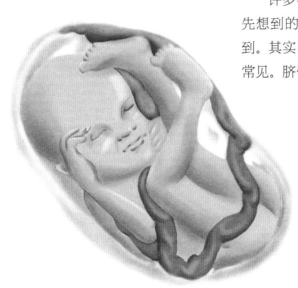

如果发生脐带绕颈，孕妈妈应每天进行 2 次胎动检测，便于发现问题及时就诊。

脐带绕颈后胎宝宝有可能自己脱开

胎宝宝是很聪明的，当有不适感时他会主动摆脱"窘境"。有时你在腹部轻轻拍打胎宝宝，胎宝宝会主动向另一侧运动，离开拍打部位。当脐带缠绕胎宝宝，而且缠绕较紧时，他会向周围运动，寻找舒适的位置，左动动、右动动，当胎宝宝转回来时，脐带缠绕自然就解除了。当然，如果脐带绕颈圈数较多，胎宝宝自己运动出来的机会就会少一些。

脐带绕颈会不会勒坏宝宝

许多孕妈妈听到脐带绕颈，首先想到的就是胎宝宝会不会被勒到。其实，脐带绕颈 1 周的情况很常见。脐带绕颈松弛，不影响脐带血循环，就不会危及胎宝宝。脐带绕颈的发生率为 20%~25%，也就是说，每四五个胎宝宝中就有一个生下来发现是脐带绕颈的。有很多绕了 2 圈甚至还有 3 圈的，出生后宝宝也都很好。当然，任何事情都有意外。如果脐带绕颈过紧，会使脐血管受压，致血液循环受阻或胎宝宝颈动脉受压。

脐带绕颈要特别注意什么

1. 监测胎动。脐带绕颈过紧，胎儿会出现缺氧，而胎动异常是缺氧的最早期表现。孕妈妈可在家中每天进行 2 次胎动自我监测，以了解胎宝宝的宫内情况，发现问题及时就诊。

2. 加强围产期的保健，生活规律，保证充足的休息，保持睡眠左侧卧位。

3. 饮食合理，远离烟酒，避免没有熟透的、辛辣刺激性强的食物。

4. 运动时动作宜适度、轻柔；运动胎教不可过于频繁，时间不宜过长，以 10~15 分钟为宜。

胎心监护

孕 32 周以后，孕妈妈每次去产检的时候，医生都会要求做胎心监护。这是动态监测胎宝宝 20 分钟内活动情况的检查，可以了解胎心、胎动及宫缩情况。

如发现胎宝宝的活动不明显或很少，可能是胎宝宝正处于休息状态，但也有可能是胎宝宝有异常情况，医生会根据实际情况来进行判断。

胎心监护的方法

孕妈妈坐在椅子上，背靠椅背，将超声波探头放在孕妈妈腹部胎心位置，固定后，动态监测胎动情况。一般监测不少于 20 分钟，如果在 20 分钟内有两次胎动，持续至少 15 秒，且伴随胎宝宝心跳的加速达每分钟 15 次以上，则为正常；若胎动过少或无，则表示胎宝宝可能睡觉或缺氧。一般情况下，胎动过于频繁，胎心监护图往往呈现不连续的曲线。这时，医生会让过一会儿再来做测试。孕妈妈千万不要太着急，心情也会影响胎宝宝哦，要放松心情再做胎心监护。

做胎心监护的注意事项

很多孕妈妈做胎心监护时都不是一次通过的，其实大多数的时候胎宝宝并没有异常，只是睡着了而已。所以，孕妈妈在做检查前就要把胎宝宝叫醒。孕妈妈可以轻轻摇晃腹部或者抚摸腹部，把胎宝宝唤醒。也可以在检查前的 30 分钟内吃些巧克力、小蛋糕等甜食。

读懂胎心图

胎心率线

报告单上主要有两条线，上面那条波动的线就是胎心率，正常情况下波动在 120~160 次 / 分，一般表现为基础心率，多为一条波形曲线，出现胎动时心率会上升，出现一个向上突起的曲线，胎动结束后会慢慢下降。胎动计数 > 30 次 /12 小时为正常，胎动计数 < 10 次 /12 小时提示胎儿缺氧。

宫内压力线

报告单中下面的一条线表示宫内压力，反映子宫的收缩情况，在宫缩时会增高，随后会保持 20 毫米汞柱左右。

胎心过快或过慢不都是有问题，医生会根据一段胎心监护的图纸进行评分，8~10 分为正常，7 分以下为异常。异常的情况出现时，医生会及时进行下一步的处理。

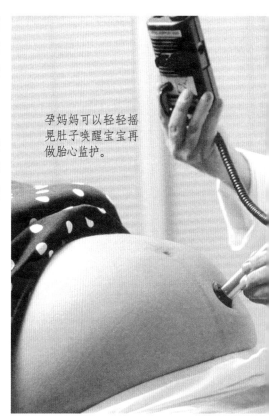

孕妈妈可以轻轻摇晃肚子唤醒宝宝再做胎心监护。

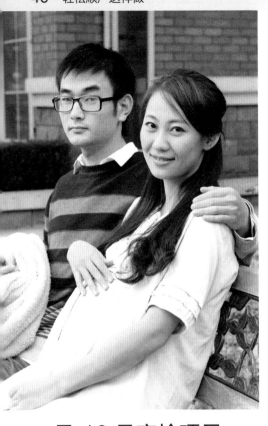

孕 10 月

本月常规的产检每周一次，孕妈妈还可能会做B超检查和羊膜镜检查。

宫缩过频，及时就诊：如果孕妈妈宫缩过频，1小时内超过4次宫缩，且持续时间较长，孕妈妈要及时去医院，由医生手摸宫缩来做检查。

B超检查需要提前预约：在做B超检查前，孕妈妈可提前预约检查时间，以免遇到排队满额的情况。

穿宽松的衣服做检查：做很多检查项目时，都需要孕妈妈露出腹部或其他身体部位，所以最好穿宽松的衣服，方便医生检查。

血常规可以不用空腹：如果没有特定需要空腹的检查项目，做血常规检查时，孕妈妈不用空腹，早上吃点东西，再来抽血化验即可。

胎位不正，提前2周住院

正常情况下胎宝宝是"头朝下，屁股朝上"的，但有3%~4%的胎宝宝是"头朝上，屁股朝下"，这就属胎位不正的臀位，易造成难产，需要比预产期提早2周住院。在医生的帮助下，以自然分娩或剖宫产结束妊娠。

孕 10 月产检项目

产检项目	标准值
羊膜镜检查	正常：羊水清亮，无色透明，可透见胎先露及胎发在羊水中呈束状微动并可见白色光亮的胎脂片
胎心监护	胎儿正常的心率是 120~160 次 / 分
胎位检查	确定孕妈妈适合自然分娩还是剖宫产
胎儿成熟度检查	胎头双顶径 ≥ 8.5cm，孕周在 36 周以上，体重 2 500g 左右，可作为胎儿成熟度的指标
手摸宫缩	通常临产时，宫缩至少为五六分钟 1 次，每次持续不少于 30 秒。一般手摸宫缩的时间为 20 分钟
B 超检查	本次 B 超将为确定生产方式提供可靠的依据
测量宫高、腹围	宫高正常：32（30~34）cm；腹围正常：94（89~100）cm

（以上项目可作为孕妈妈产检参考，具体产检项目以医院及医生提供的建议为准。）

待产时不要紧张

孕妈妈过于紧张或恐惧，会引起大脑皮层失调，往往使子宫不协调，子宫颈口不易扩张，产程会延长。孕妈妈精神放松，子宫肌肉收缩规律协调，宫口就容易开大，使产程进展顺利。在宫缩疼痛时，准爸爸帮孕妈妈按摩两侧腹部，揉揉腰部，可以缓解孕妈妈的疼痛感。

B 超单上的脐带绕颈

临近预产期时，必须做一个全面的检查，以确定孕妈妈和胎宝宝的情况。脐带绕颈是通过 B 超发现的，检查报告上会显示：颈部见 U 形切迹，或颈部见 W 形切迹，还有波浪形切迹的情况。颈部见 U 形切迹，表示脐带绕了 1 周；颈部见 W 形切迹，表示脐带绕了 2 周；波浪形切迹，表示绕了 2 周以上。有时脐带挡在胎宝宝的颈部，并没有缠绕到胎宝宝的颈部，但 B 超显示出脐带绕颈的影像，所以发现脐带绕颈时，应复查，排除假性脐带绕颈。

耻骨疼痛怎么办

孕晚期，由于增大的子宫压迫及激素的影响，使耻骨联合关节及韧带松弛，有时甚至自发性分离而产生疼痛。缓解耻骨疼痛的办法有以下几种：卧床休息，减少站立；避免跨坐；睡觉时在两腿间放一个小枕头。

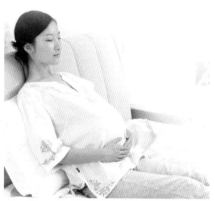 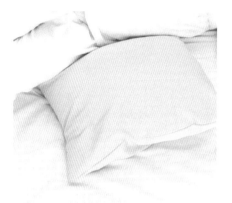

卧床休息：孕晚期，因为胎宝宝会给孕妈妈增加身体负重，所以当发生耻骨疼痛时，要尽量少走路，多卧床休息，或进行局部热敷。

准备一个小枕头：想要缓解耻骨疼痛的孕妈妈可以准备一个小枕头，在睡觉时放在双腿中间，翻身时也尽量平行、缓慢移动腿和臀部。

胎膜早破的居家鉴别方法

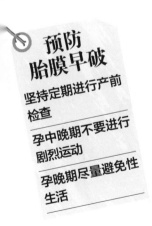

预防胎膜早破

坚持定期进行产前检查

孕中晚期不要进行剧烈运动

孕晚期尽量避免性生活

孕妈妈发生胎膜早破，常常误以为是自己尿湿了裤子，并不知道是胎膜早破。鉴于胎膜早破容易引起细菌的上行感染，从而感染胎宝宝，尽早确定是胎膜早破非常重要。这将有助于减少细菌感染，避免发生脐带脱垂和其他并发症。当孕妈妈不明确自己究竟是胎膜早破还是尿液流出时，可以将特定的化学试纸放入阴道里。如果是胎膜早破，阴道里的羊水会使橘黄色的试纸变成深绿色。因此，临近分娩，孕妈妈应准备一些检测试纸。

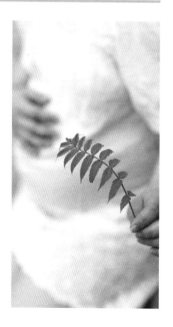

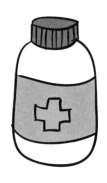
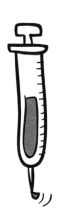
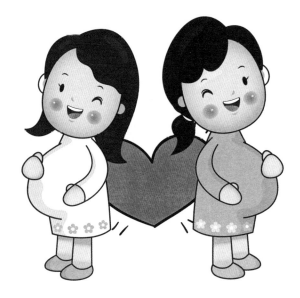
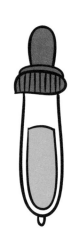
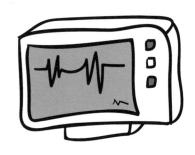
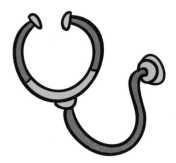

饮食 + 运动，控好体重，提高顺产概率

孕期无节制的饮食习惯会使孕妈妈和胎宝宝超重，这样不但不利于孕期健康，容易导致妊娠疾病的发生，还会影响顺产计划。为了胎宝宝和自己的健康，孕妈妈不仅要有计划地进食，还要适当地进行体育锻炼，既满足胎宝宝的营养需要，还能保持匀称的体形，让顺产更轻松。

孕期增重多少合适

怀孕并不一定要长胖哦！孕妈妈只要控制好体重增长，照样可以做一个苗条的孕妈妈，而且只要宝宝一生下来，孕妈妈就可以在短时间内恢复到孕前的状态，成为时尚漂亮的辣妈。还在等什么，赶快来学习一下怎样管理体重吧！

了解孕期增重从测算 BMI 开始

孕前体重标准的女性，整个孕期的体重增长控制在 12 千克最为合适；孕前偏胖的女性和孕前偏瘦的女性，孕期体重增长应视情况减少和增加相应量。怎么判断自己是偏胖还是偏瘦呢？下面就用体重指数（BMI）来看一下吧。

单胎孕妈妈体重增长曲线

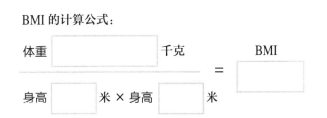

BMI 的计算公式：

$$\frac{\text{体重} \quad \text{千克}}{\text{身高} \quad \text{米} \times \text{身高} \quad \text{米}} = \text{BMI}$$

怀孕前 BMI 指数	<18.5	18.5~24.9	≥ 25
孕前体形	偏瘦	正常	偏胖
孕期增重参考	12.5~18 千克	11.5~16 千克	7~11.5 千克

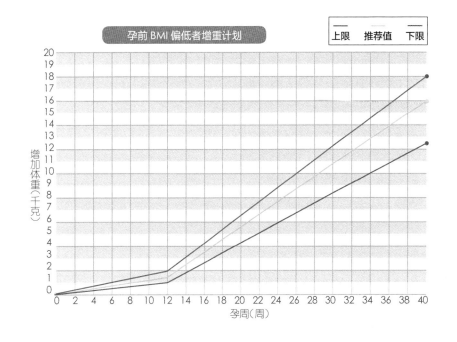

偏瘦孕妈妈

孕前体重偏轻的孕妈妈，胎宝宝相对也容易出现体重偏低的情况。身材偏瘦的孕妈妈整个孕期增重可比普通孕妈妈多一些，但也不是增长越多越好，一定不要超过 18 千克。孕妈妈可在正餐中多补充优质的蛋白质，吃富含脂类和维生素的食物，以便有效增重，也可在正餐间吃两三次零食，零食应选择酸奶、干果等食物。

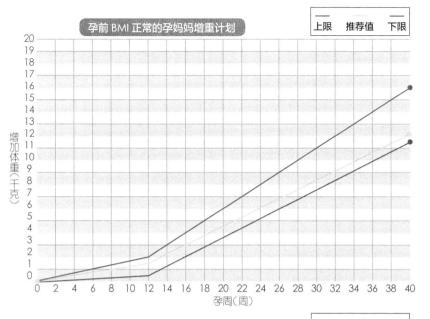

标准体重孕妈妈

孕前体重标准的孕妈妈体重相对好管理，整个孕期的理想增重约 12 千克，只要坚持正常饮食，适度运动即可。需要注意的是，孕妈妈不要看到别的孕妈妈多吃或少吃就跟着多吃或少吃，坚持均衡饮食是最适合的饮食方案。

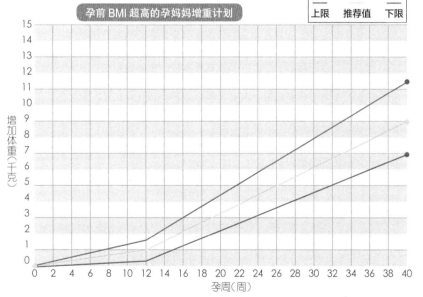

偏胖孕妈妈

孕前体重偏重的孕妈妈要注意防止体重增长过快，否则不仅自身容易患上妊娠高血压疾病，同时也增加了胎宝宝是巨大儿的概率。因此，整个孕期最好将体重增长控制在 9 千克左右。偏胖孕妈妈体重控制方法是调整好饮食营养与热量的摄入，绝不是单纯的节食。

双胎孕妈妈——可适当多增加一些体重

怀上双胞胎是件让人羡慕的事情，不过双胎孕妈妈也需要注意控制体重增长。双胎孕妈妈的增重是要多于单胎孕妈妈的，一般孕期体重要增加 15.8~20.4 千克。但如果增重太多的话，对胎宝宝并没有好处，还会增加孕期并发症的概率，如妊娠糖尿病、妊娠高血压疾病等。

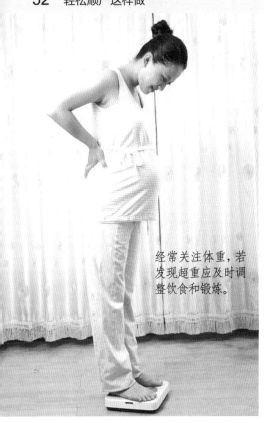

经常关注体重，若发现超重应及时调整饮食和锻炼。

孕期体重监控

孕早期宜增重 1~1.5 千克：孕 1~3 月，胎宝宝还没有完全成形，各器官发育尚未成熟，此时大部分孕妈妈的体重增长较慢，在 1~1.5 千克。

孕中期宜每周增重 0.5 千克左右：孕中期开始，胎宝宝迅速发育，孕妈妈的腹部也明显凸起，这时孕妈妈的胃口变得好起来，体重增长以每周增加 0.5 千克为宜。饮食上要均衡，不偏食、不挑食，同时适度运动，在控制体重的同时也能为分娩做准备。

孕晚期体重上升快，每周增重控制在 0.5 千克以内：孕晚期胎宝宝的发育较快，孕妈妈的体重上升也较快，大部分的体重都是在孕晚期升上来的，因此孕妈妈此时一定不要掉以轻心，不能听之任之，最好将体重控制在每周增长不超过 0.5 千克，同时及时调整饮食和运动。

如何区别肥胖与水肿

孕妈妈要学会区分肥胖与水肿，及时发现问题，以采取措施。孕妈妈可以将大拇指压在小腿胫骨处，当压下去后，皮肤会明显地凹下去，而不会很快恢复，即表示有水肿。

孕期体重都长在了哪里

孕期子宫的肌肉层迅速增长，会让孕妈妈增重	约 0.9 千克
孕妈妈的胎盘	约 0.6 千克
孕妈妈的乳房在整个孕期会增加	约 0.4 千克
孕妈妈的血容量会增加	约 1.2 千克
孕妈妈的体液会增加	约 2.6 千克
孕妈妈会储备一些脂肪以供哺乳	约 2.5 千克
出生时宝宝的体重	约 3.3 千克
整个孕期，孕妈妈增加的重量	约 11.5 千克

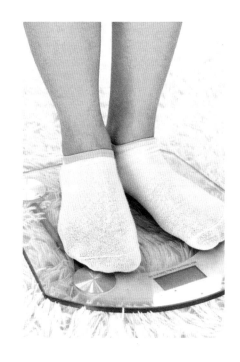

孕期控制体重的 7 个秘诀

"不知不觉体重就超标了"，这是不少孕妈妈头疼的问题。怀孕后如何控制自己的体重呢？这里有一些小秘诀，孕妈妈可以做参考。

1 开始时每天量体重

虽然每周量体重就可以起到监测的目的，但刚开始时，孕妈妈不了解自己体重的变化与饮食的关系，这时可以每天量体重。每天量体重，可以不断地提醒孕妈妈应该注意饮食内容，以免吃进过量食物，让体重直线上升。

2 体重曲线图

孕妈妈自制一个体重曲线图，每周测量体重并记录下来。看着自己的体重不断上升，相信孕妈妈也会有点压力，因为这些赘肉需要产后慢慢减下去哟！

3 饮食过量，下顿少食

有时候，我们往往抵挡不住美食的诱惑，一不小心就贪吃了。待食物下肚后，只能摸着自己饱满的大肚子，幽幽地叹气："唉，又吃多了。"孕妈妈一定要避免这样的情况发生，偶尔吃多了，不妨减少下一顿的食量，而且以吃清淡食物为主。这样才能避免体重迅速飙升。

4 少买或不买零食

逛超市时，孕妈妈会不自觉地顺手把饼干、糖果、巧克力等零食放进购物篮中，这样就为肥胖埋下了"隐患"。所以孕妈妈逛超市时，只买必需品，克制自己购买零食的冲动。

5 自己动手做些点心

到了怀孕中后期，孕妈妈的食欲会变好，食量会增加，如果让孕妈妈忍着饥饿杜绝所有零食，实在是有些残忍，而且也不利于胎宝宝的发育。所以孕妈妈不妨自己动手做不易发胖的低脂、低糖、高纤的点心满足吃货的嘴。

6 想象产后瘦身的辛苦

减肥，对于女性而言是一件苦差事，如果减肥不成功，就会周而复始，变成自己一生的"事业"。所以从怀孕开始，就要时时提醒自己，千万不要堕入减肥的深渊中。

7 请准爸爸帮忙把关

如果孕妈妈怕自己控制不住，可以让准爸爸帮忙监督，给自己把关，这样孕妈妈比较容易坚持下来。

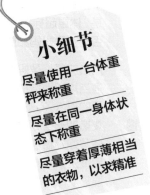

小细节

尽量使用一台体重秤来称重

尽量在同一身体状态下称重

尽量穿着厚薄相当的衣物，以求精准

在家定期监测体重

要想控制体重，孕妈妈不要只依靠每月一次的产检来进行，孕妈妈的体重随孕周的增加而递增，所以必须每周进行测量。通过每周测量的结果，可以知道自己体重的变化规律，及时进行调整，以此来正确指导孕妈妈合理饮食和运动。

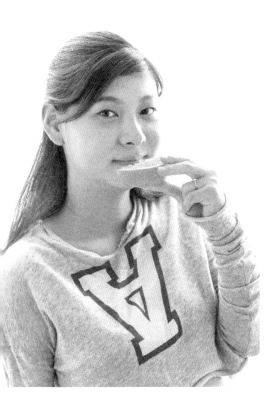

孕1月

孕1月体重管理

体重是孕期产检的必检项目，很多孕期的疾病也与体重有关，所以孕妈妈千万不要小看称体重，体重增长异常可能会造成以下后果。

妊娠高血压疾病：怀孕期间如果体重增长过快，容易发生妊娠高血压疾病，易造成胎宝宝生长迟滞、胎盘早期剥落等危险。

妊娠糖尿病：孕妈妈饮食不节制，容易使血液中的血糖快速上升，引发妊娠糖尿病。

难产：如果孕妈妈不加节制地进食，胎宝宝会长得偏大，不利于分娩时胎头的下降和胎头进入骨盆腔，导致产程延长，引起难产。

开始记录体重

体重管理关乎孕妈妈和胎宝宝将来的健康，过胖或过瘦都会影响胎宝宝发育，过胖还易并发妊娠高血压疾病、妊娠糖尿病等。所以，过瘦和过胖的女性都要积极调理。

用食物排毒

孕妈妈现在要适当多吃一些果蔬汁、海藻类食物、豆芽和韭菜。果蔬汁所含的生物活性物质能阻断亚硝胺对人体的危害，有利于防病排毒；海带、紫菜等海藻类所含的胶质能促使体内放射性物质随大便排出；豆芽能清除体内致畸物质；韭菜的膳食纤维有助于排出毒素。

根据体重变化调整饮食

体重增长过快

减少热量摄入。体重超标的孕妈妈要考虑减少碳水化合物的摄入，用蔬菜和水果来补充。为预防碳水化合物摄入过度，孕妈妈可以在进餐前先进食蔬果，将碳水化合物含量丰富的谷物等食物放在后面。此外，不要吃太多甜食。但是，体重超标的孕妈妈千万不能用节食的方法控制体重，否则对孕妈妈和胎宝宝的健康都不利。

体重增长过慢

适当加餐。孕妈妈若体重不达标，各类营养素摄入量都要适当均衡地增加。如果孕妈妈食量较小，可以减少一些蔬果的摄入，用富含碳水化合物和蛋白质的食物补充。另外，要增加一些零食，坚果和牛奶都是不错的选择，还可以喝些孕妇奶粉。实在吃不下饭的孕妈妈，需要遵医嘱补充药用维生素、矿物质等。但是，体重不达标的孕妈妈千万不要靠吃甜食来增重。

正确解读"一人吃两人补"

"现在已经不是你一个人了，肚子里还有一个小宝宝，所以要多吃点儿。"也许这是孕妈妈在饭桌上听到的最多的一句话。其实这时完全没有多吃的必要，胎宝宝所需的营养是有限的，孕妈妈吃太多食物反而会给自己和胎宝宝造成负担。如果吃的方式不对，还容易造成孕妈妈"生一回，胖两回"的窘况，这样不但没有补到胎宝宝，反而会让孕妈妈从孕期一直胖到产后，增加孕妈妈产后瘦身的难度。

不同孕期的运动方式

孕妈妈在选择运动项目时不能只从自己的兴趣、爱好出发，而是应该考虑到活动的强度，尤其在孕早期 3 个月和孕晚期 3 个月，应严禁做跳跃、旋转等激烈、大运动量的锻炼，以免引起流产和早产。

在整个怀孕期间都应避免挤压、剧烈震动腹部的运动，如快跑、跳跃、仰卧起坐、跳远、突然转向等。那些易发生危险的运动，如滑雪、潜水、骑马等更不要参加。

孕妈妈可以选择散步、慢舞、游泳、孕妇瑜伽、孕妇操和孕晚期的分娩操、太极拳等运动。

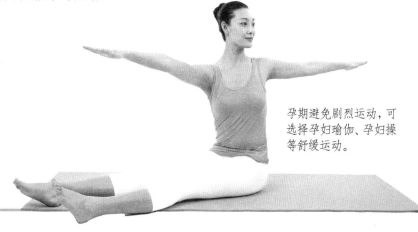

孕期避免剧烈运动，可选择孕妇瑜伽、孕妇操等舒缓运动。

瘦孕关键词

轻柔运动
隔天进行
每次 20 分钟
清淡饮食
少食多餐
补充蛋白质

运动间隙吃点水果

如果孕妈妈运动不剧烈，只是少量的有氧运动，那么运动间歇可以吃点水果。不仅能帮孕妈妈补充体力，也能适当地补充一些水分。

体力不支时，可以吃香蕉、橙子。

口干眩晕时，可以吃哈密瓜、草莓、甜瓜。

疲劳乏力时，可以吃西红柿、葡萄柚、葡萄。

四肢无力时，可以吃樱桃、芒果、苹果。

但在运动后，不建议立即食用水果，否则会引起胃酸、消化不良等症状。待运动完半小时后，气息均匀了再吃水果或喝水。

孕 1 月顺产饮食方案

得知怀孕的好消息后，家里长辈都会给孕妈妈大补特补，认为这样可以让母子更健康。调查也显示，超过66%的孕妈妈营养十分充足，甚至达到"过剩"状态。专家提醒：孕期营养并非越多越好。

选自己喜欢吃的

在不影响营养的情况下，孕妈妈可以选择自己喜欢吃的，且有利于胎宝宝发育的食物。"专家说了，这个有营养，这个必须多吃"，其实不必这样，选自己喜欢吃的，也不是孕期特别要忌口的食物就可以。只有胃舒服了，心情才能好。要注意食物品种别太单一，不能总是吃"那老几样"。

每天 1 杯牛奶

孕妈妈孕期要补钙，一方面是满足自身需要，另一方面是为胎宝宝的生长发育输入营养。孕妈妈补钙的最好方法是喝牛奶。每100毫升牛奶中约含有100毫克钙，不但其中的钙容易被吸收，而且磷、钾、镁等多种矿物质和氨基酸的比例也十分合理。每天喝1杯牛奶（200~400毫升），就能保证钙等矿物质的摄入，喝太多身体不容易吸收，反而会造成浪费。

多喝水，多排尿

怀孕后，孕妈妈的阴道分泌物增多，给细菌繁殖创造了有利的环境。女性尿道口距阴道口很近，容易被细菌感染，如果饮水量不足会使尿量减少，不能及时冲洗尿道，易导致泌尿系统感染。多喝水，多排尿，有助于保持泌尿系统洁净。

专家建议，正确的饮水方法应该是：在怀孕早期每天摄入的水量以1 000~1 500毫升为宜，孕晚期则最好控制在1 000毫升左右。

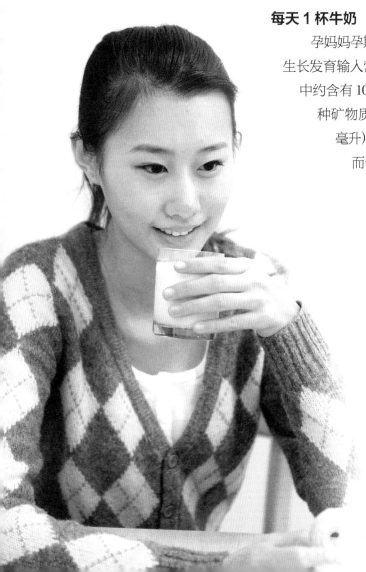

牛奶中的钙容易被身体吸收，孕妈妈可以每天喝一杯。

一怀孕就大补不可取

得知怀孕的消息，家人都特别高兴，买来许多补品，如燕窝、海参等来为孕妈妈补充营养。妇产科专家提醒："孕8周之前，正常吃饭就行，不需要特别补充营养。8周之后，可以开始注意补充营养，但只要把握中国优生优育协会推荐的一个原则就行——营养均衡、全面足量。"现在生活条件好了，食品丰富，孕妈妈只要不挑食、不偏食，营养完全够用，没必要额外补充，否则会导致孕妈妈过度肥胖。

不宜吃太多保健品

从备孕开始，有些社区就会免费发放叶酸片，怀孕后可继续服用。但有些孕妈妈还是忧心忡忡，害怕自己缺乏某种营养素，因而买一些维生素片或保健品来吃，这是不可取的，也是完全没有必要的。

蛋白质可以促进胎宝宝大脑的发育，有些孕妈妈一怀孕就服用蛋白质粉，这样会增加肾脏代谢负担，造成肾病。

不宜多吃酸性食物

孕早期，孕妈妈常会出现恶心、呕吐等妊娠反应。不少孕妈妈会用酸味食物来缓解孕期呕吐，但一定要注意不宜多吃。若母体摄入过量的加工过的酸味食物，会影响胚胎细胞的正常分裂增生，诱发遗传物质突变，容易致畸。孕妈妈可适量食用无害的天然酸味食物，如西红柿、樱桃、杨梅、石榴、海棠、柑橘、草莓、酸枣、葡萄等。

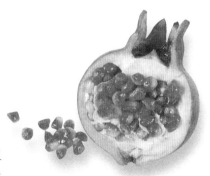

孕早期，为了缓解孕吐，建议孕妈妈食用天然酸性食物，如西红柿、石榴、杨梅等。

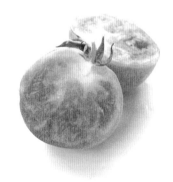

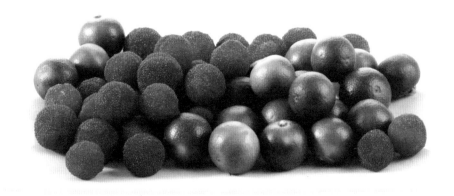

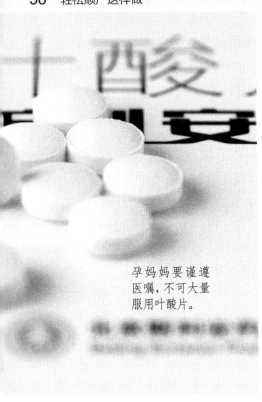

孕妈妈要谨遵医嘱，不可大量服用叶酸片。

补叶酸不要停

备孕女性应在孕前补充叶酸，怀孕了不要停止，仍要坚持补充。

不与维生素 C 同补：叶酸在酸性环境中易被破坏，而维生素 C 及维生素 B_2、维生素 B_6 在酸性环境中才比较稳定。两者同时补，吸收率都会受影响。因此，两者服用时间最好间隔半个小时以上。

通过叶酸补剂补充：食物中天然叶酸极不稳定，真正能从食物中获得的叶酸并不多。所以孕妈妈大都会服用叶酸片，但需要控制服用叶酸的量。

叶酸的补充要遵医嘱：不可随意服用大剂量的叶酸片，以免造成不良后果。

孕前没补充，现在补也来得及

有些孕妈妈在没有备孕的情况下意外怀孕了，也不用过于担心，即便孕前没有补充叶酸，从发现怀孕时再开始补充仍然可以起到降低胎宝宝发育异常的效果。因为在怀孕后的前 3 个月，正是胎宝宝神经管发育的关键时期，孕妈妈补充足够的叶酸可以明显降低神经管畸形的概率。

食补叶酸

人体内叶酸总量为 5~6 毫克，但人体不能自己合成叶酸，只能从外界摄取。除了服用叶酸片，还可以多吃含叶酸的食物。

含叶酸食物种类	食补来源
蔬菜	莴苣、菠菜、西红柿、胡萝卜、油菜、小白菜、蘑菇等
新鲜水果	柑橘、草莓、樱桃、香蕉、柠檬、桃、杨梅、海棠、酸枣、石榴、葡萄、猕猴桃、梨等
动物性食物	动物的肝脏、肾脏，禽肉及蛋类，如猪肝、鸡肉、牛肉、羊肉等
豆类、坚果类食物	黄豆、豆制品、核桃、腰果、栗子、杏仁、松子等
谷物类	大麦、燕麦、糙米等

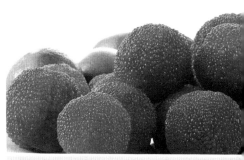

新鲜水果如杨梅、柑橘、樱桃等，都是补充叶酸的好选择。

补充叶酸的注意事项

食用量

1. 孕 1~3 月是补充叶酸的关键时期，每日 0.4 毫克，最高不能超过 0.8 毫克。

2. 每天服用叶酸的时间应在早饭后 0.5~1 小时。

3. 视身体状况决定是否天天服用叶酸。过量服用叶酸会掩盖维生素 B_{12} 缺乏的早期表现，易对神经系统造成伤害。

孕中期、孕晚期用不用补叶酸

孕中期、孕晚期除了胎儿生长发育外，孕妈妈的血容量、乳房、胎盘的发育使得叶酸的需要量大增。叶酸不足，易发生胎盘早剥、妊娠高血压疾病、巨幼红细胞性贫血。胎宝宝易发生宫内发育迟缓、早产和出生低体重，出生后的生长发育和智力发育都会受到影响。

孕 3 个月后，补充叶酸不再需要通过叶酸增补剂，但是仍然不能轻视，孕妈妈最好食补，多吃富含叶酸的食物，这样基本就能满足孕中期、孕晚期对叶酸的需求。

正确食补叶酸有方法

由于食物中的天然叶酸不稳定，所以很难测算每天通过饮食摄入的叶酸的量，所以孕妈妈最好保证每天吃 1 份清炒素菜。

蔬菜中的叶酸在储藏两三天后就会流失 50%~70%，所以孕妈妈

在烹饪素菜的时候要现买现做，保证新鲜。

叶酸遇热会分解，所以如果孕妈妈长时间炒或者煮蔬菜，会造成叶酸大量流失，影响叶酸的补充效率，所以在烹饪时要急火快炒。

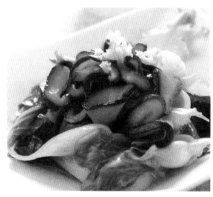

避免叶酸流失：在烹饪时，为了避免叶酸大量流失，要急火快炒，同时最好当天吃完，不吃隔夜的剩菜。

怎样科学补叶酸

孕妈妈补充叶酸可以有效预防胎宝宝神经管畸形，还可降低胎宝宝眼、口、唇、腭、胃肠道等器官的畸形率。但女性在服用叶酸后，要经过 4 周以上的时间，体内叶酸缺乏的状态才能得以纠正。因此不仅在计划怀孕的前 3 个月就要开始补充叶酸，而且要在怀孕后的前 3 个月敏感期，坚持补充叶酸才能起到最好的预防效果。除了补充叶酸增补剂之外，孕妈妈还应多食用富含叶酸的食物。

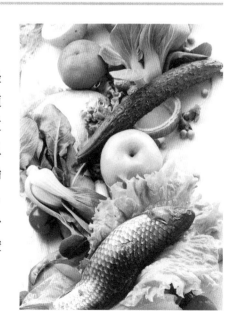

怀孕第 1 个月的营养素需求与孕前没有太大变化，但是孕妈妈应适当增加叶酸、卵磷脂和维生素 B_6 的摄取，以满足自身和胎宝宝的营养需求。

一日三餐助顺产

促顺产关键营养素

维生素 E： 如果孕妈妈缺乏维生素 E，则容易引起胎动不安或流产后不易再怀孕，还可致毛发脱落、皮肤早衰多皱等症状。

叶酸： 叶酸会影响胎宝宝神经系统的发育。若怀孕时缺乏叶酸，容易造成胎宝宝神经管的缺陷，增加唇裂（兔唇）发生的概率。

促顺产 明星食材

虾： 富含蛋白质，增强免疫力。
西蓝花： 富含膳食纤维、叶酸，促进肠蠕动，降低胎宝宝畸形概率。
花生： 补充维生素 E，提高受孕率。
香菇： 高蛋白，调节免疫功能。
黄豆： 富含蛋白质，提高免疫力。

什锦沙拉

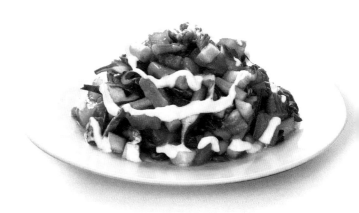

营养功效： 什锦沙拉含丰富的叶酸和维生素，可提高卵子质量，降低胚胎畸形率。

原料	做法
黄瓜 80 克，西红柿 100 克，芦笋、紫甘蓝各 30 克，沙拉酱、盐各适量。	1. 将黄瓜、西红柿、芦笋、紫甘蓝分别洗净，切块或段，并用冷水加盐浸泡 15 分钟捞出沥干。 2. 芦笋在开水中略微焯烫，捞出后浸入冷水中。 3. 将黄瓜、西红柿、芦笋、紫甘蓝码盘，加沙拉酱拌匀即可。

换口味，不换营养

芝麻圆白菜：圆白菜富含叶酸和膳食纤维；芝麻含有丰富的蛋白质、碳水化合物和维生素 E、维生素 B_1 等，孕期可常吃。

鲍汁西蓝花

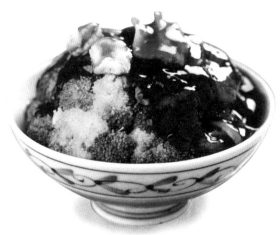

营养功效：西蓝花吸入鲍鱼汁的鲜美，口感极佳。西蓝花中的维生素 E 可帮助孕妈妈安胎保胎。

原料

西蓝花 150 克，
鲜百合 20 克，
虾仁 50 克，
鲍鱼汁适量。

做法

1. 西蓝花洗净，掰小朵，用沸水烫过；百合洗净，掰成小瓣。
2. 锅里放油，倒入西蓝花、虾仁和百合翻炒，再加入适量水，炒 2 分钟后起锅，浇适量鲍鱼汁即可食用。

换口味，不换营养

松仁玉米：玉米富含膳食纤维和维生素；松子仁含有维生素 E、DHA 和镁元素，两者搭配能满足胎宝宝骨骼、肌肉和大脑的快速发育需求。

五彩玉米羹

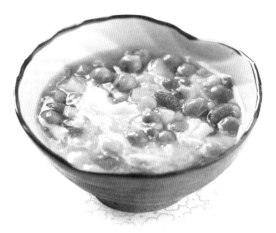

营养功效：五彩玉米羹味道香甜，可以作为甜点食用，且营养丰富，孕妈妈可以常吃。

原料

玉米粒 50 克，
鸡蛋 1 个，
豌豆、菠萝丁各 20 克，
冰糖、枸杞子、水淀粉各适量。

做法

1. 将玉米粒洗净；鸡蛋打散；豌豆、枸杞子均洗净。
2. 将玉米粒放入锅中，加清水煮至熟烂，放入菠萝丁、豌豆、枸杞子、冰糖，煮 5 分钟，加水淀粉勾芡，使汁变浓。
3. 淋入蛋液，搅拌成蛋花，烧开后即可。

换口味，不换营养

红薯饼：红薯富含蛋白质、淀粉、果胶、膳食纤维、氨基酸、维生素及多种矿物质，红薯饼中含有丰富的膳食纤维，可预防便秘。

助顺产运动：子宫准备运动
使子宫做好空间准备

孕1月的前半个月，卵子和精子还分别处于备孕女性和备育男性的体内，这时可以适当做做左右扭转操，有助于增强盆底肌的柔韧性，还可以使子宫做好孕育宝宝的准备。

准爸爸参与助顺产

一起运动：准爸爸与孕妈妈背靠背坐，在扭转的过程中，夫妻二人要始终保持背部紧靠。扭转的动作要缓慢，尽可能把手掌放到对方的膝盖上，如果有困难，放在大腿上也是可以的。

增进感情：夫妻二人要坚持做这组运动。这样可以帮助夫妻二人运动，还可以增进彼此的感情。

孕妈妈这样做

练习时间：早上起床后、晚上睡前都可以做。

练习次数：运动次数不限，只要有时间就可以做。

辅助工具：瑜伽垫或较硬的床。

注意事项：做此运动时腿部要放松，把注意力集中在腹部，感受腰腹部的力量。不要含胸弓背，这样不但不会达到锻炼效果，还会使背部劳累。

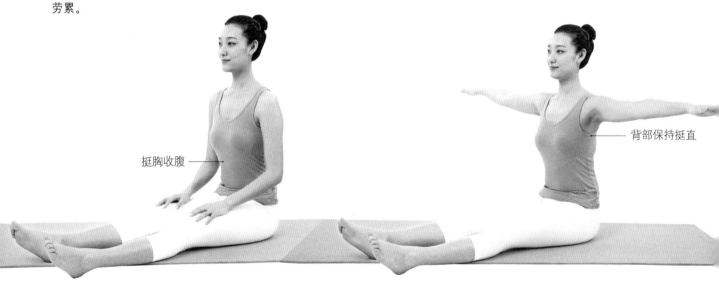

挺胸收腹

背部保持挺直

1 坐在地板上或者床上，双腿平伸，双脚分开。双手平放于大腿上，后背挺直，全身呈放松状态。

2 吸气，双手左右平举与肩平，体会两臂拉伸的感觉。

感觉胳膊太累时，可以把双手放在腰部，然后左右扭转，注意动作不宜太大，以免把腰部扭伤。要时刻保持腰背部挺直的状态，这样还会强健脊柱。

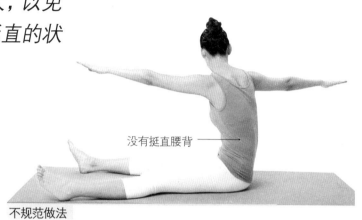

没有挺直腰背

不规范做法

3 上身向左转90°，依然保持背部挺直的状态。使身体还原朝前，然后右转做相同动作，每次做 5~10 组。

双腿伸直，
膝盖不要弯曲

转动速度不要太快，
腹部放松

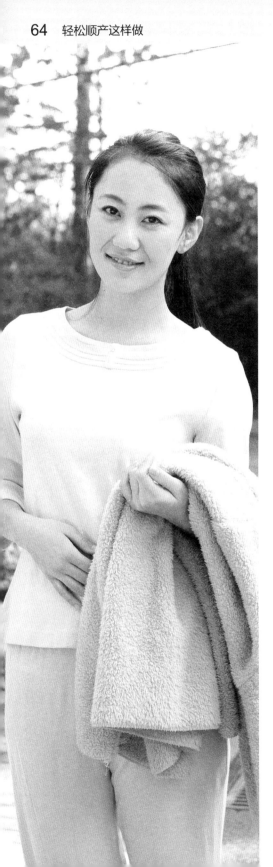

孕2月

孕2月体重管理

散步是一项随时随地都可以进行的锻炼方式,孕期常散步,可促进孕妈妈身体血液循环,增强腹部肌肉及骨盆肌肉和韧带的力量,有利于顺产。

散步时最好先将步子放慢一些,散步距离约1千米,先每周3次,后逐渐增加距离。

散步时尽量避开有坡度或有台阶的地方,特别是在孕晚期,以免摔倒。

天气太热时不要去散步,夏季不宜在上午10点至下午3点之间去散步,以免暑热伤身。

散步时要穿舒适宽松的衣服和舒服的鞋。

散步地点要选好

有很多上班族孕妈妈,选择步行上班来取代散步,实际上这是不健康的。闹市的空气中汽车尾气含量很高,吸入过多会对胎宝宝的大脑发育造成影响,所以孕妈妈最好专门找时间去公园或远离交通干道的地方散步。

体重下降别担心,饮食清淡是关键

妊娠反应严重的孕妈妈会出现体重下降的情况,不用担心,这是正常现象。此时多吃一些清淡、易消化的食物,既可以补充体力,又可以缓解孕吐。油腻、重口味的食物,可能会使孕吐加重。

富含碳水化合物的主食或点心	粥、面包干、馒头、苏打饼干、红薯等
富含维生素C的水果	如橙子、猕猴桃等
富含优质营养的坚果	葵花子、核桃等
高蛋白食物	奶酪、牛奶、酸奶等

报个孕期体重班也不错

担心孕期体重超标，或者希望在孕期保持良好体形的孕妈妈，可以报个孕期体重班。在孕期体重班里，孕妈妈们可以交流经验，也可以起到互相督促的作用。体重班里设有多种课程，包括孕期营养、孕期各阶段饮食指导等。除此之外，还有多种孕期运动，包括游泳、瑜伽、体操等，饮食与运动相结合，能最大限度地让孕妈妈少长赘肉，而且还能使孕妈妈的身材保持挺拔。

锻炼前先做热身运动

为确保孕妈妈和肚子里胎宝宝的安全，一般在锻炼前要先做一些热身运动，热身运动的主要目的是轻微加快心跳。热身有两方面好处：第一，能提高身体主要部位的体温；第二，能使更多的血液和氧气流向肌肉，从而使身体做好准备。轻微活动后的拉伸运动会使筋腱更灵活，该运动可以提高体温并增加关节活动范围，从而可避免关节、韧带和肌肉损伤，保证胎宝宝在孕妈妈腹中不受伤害。

一般运动大约需要 3 分钟，热身运动应持续 5~10 分钟，并应伴以主要肌肉群的拉伸运动。

孕吐厉害时不宜再用运动来控制体重

孕吐厉害时不要强迫自己做运动，可以坐下来休息一会儿，看看周边赏心悦目的事物，也可以置身于户外的美景中，让自己静下心来，细细体会自然世界的美妙。待食欲好转后，孕妈妈可以吃一点儿东西，然后再散步回去，这样不但能起到锻炼效果，而且也是不错的胎教方式。

如果孕妈妈这一天孕吐情况都很严重，也不用强迫自己进行运动，让自己感觉舒适即可。

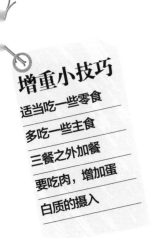

增重小技巧
适当吃一些零食
多吃一些主食
三餐之外加餐
要吃肉，增加蛋
白质的摄入

健康增重有方法

本月很多孕妈妈的体重会有所减轻，此时并不强求孕妈妈增加体重，只要保证胎宝宝正常发育即可。但如果体重减轻太多，就要想办法让自己增加体重了。其实方法很简单，就是要在身体允许的情况下，尽可能多吃一些。孕妈妈一次吃不了太多，可以增加餐次，即在三餐之间再适当添加一些热量高的食物，如肉、蛋、奶和主食等。

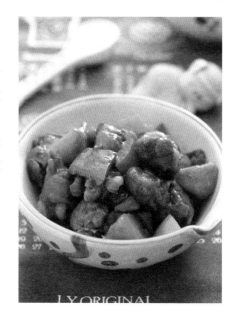

孕 2 月顺产饮食方案

在最容易出现妊娠反应的孕 2 月，只要孕妈妈重视饮食，就可以避免或减轻妊娠反应，平安度过难熬的孕早期。有些饮食禁忌孕妈妈也要提前了解，以免触到"雷区"，从而使自己惴惴不安的心情得到缓解。

适量吃豆类食物

虽然这个月孕妈妈的孕吐比较严重，对豆类食物中的"生豆气"比较敏感，但还是应该克服心理上的排斥，适当摄入豆类食物。豆类食物中富含人体所需的优质蛋白质和 8 种必需氨基酸，谷氨酸、天冬氨酸、赖氨酸等含量是大米中含量的 6~12 倍。黄豆富含磷脂，不含胆固醇，是不折不扣的健脑食物，孕妈妈可以多吃些。

最好每天吃 1 个苹果

在孕早期，孕妈妈的孕吐现象比较严重，口味比较挑剔。这时候不妨吃个苹果，不仅可以生津止渴、健脾益胃，还可以有效缓解孕吐。苹果还有缓解不良情绪的作用，对遭受孕吐折磨、心情糟糕的孕妈妈有安心静气的作用。孕妈妈吃苹果时要细嚼慢咽，或将其榨汁饮用，每天 1 个即可。

多吃鱼，宝宝更聪明

鱼肉富含蛋白质、维生素，以及氨基酸、卵磷脂、钾、钙、锌等营养素，这些是胎宝宝发育，尤其是神经系统发育的必需物质。另外，鱼肉还含有较多的不饱和脂肪酸——二十碳五烯酸。二十碳五烯酸有利于孕妈妈将充足的营养物质输送给胎宝宝，促进胎宝宝的发育，还能有效预防妊娠高血压疾病的发生。所以，孕妈妈多吃鱼对胎宝宝的发育十分有利。

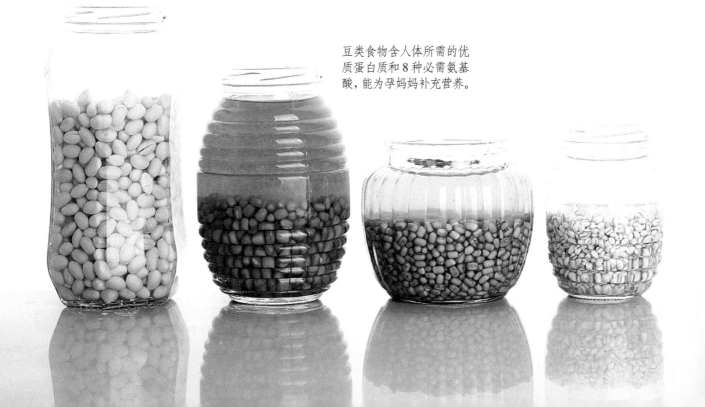

豆类食物含人体所需的优质蛋白质和 8 种必需氨基酸，能为孕妈妈补充营养。

准备一些小零食

孕早期，孕妈妈可能会经常感到饥饿，还有胃部灼热感。为了避免这种情况，孕妈妈要准备一些零食，如小蛋糕、面包、坚果等，可以在饿的时候食用。恶心、想吐时也可以试着吃一些饼干或水果。

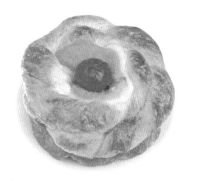

孕妈妈可以准备些面包、小蛋糕等零食，在饿的时候食用。

不要只吃清淡的素食

孕妈妈这个月的妊娠反应会比较大，出现厌食的情况，不喜欢荤腥油腻，只想吃素食，这种做法可以理解，但是孕期长期吃素就会对胎宝宝造成不利的影响。母体摄入营养不足，势必造成胎宝宝的营养不良，胎宝宝如果缺乏营养，如缺乏蛋白质、不饱和脂肪等，会造成脑组织发育不良，出生后智力低下。

素食一般含维生素较多，但是普遍缺乏一种叫牛磺酸的营养成分。人类需要从肉类食物中摄取一定量的牛磺酸，以维持正常的生理功能。牛磺酸对视力发育有重要作用，如果缺乏牛磺酸，会对胎宝宝的视力发育造成影响。

少吃油炸食物

孕妈妈尽量少吃油炸食物，这类食物不易消化，食后易胸口饱胀，甚至引起孕妈妈恶心、食欲缺乏等。

所以在日常饮食中将油条这类早餐撤出自己的餐桌吧，增加些清淡的面食或汤粥，可以是馄饨或小米粥之类的粗粮食物。馄饨美味，小米富含蛋白质、维生素和矿物质，粗细搭配，不仅可以改善孕妈妈的食欲，还能补充营养。

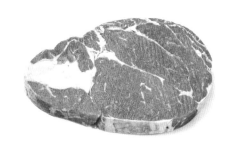

孕妈妈不能只吃清淡的素食，也要吃些肉类食物，从中摄入一定量的牛磺酸，对胎宝宝视力发育有益。

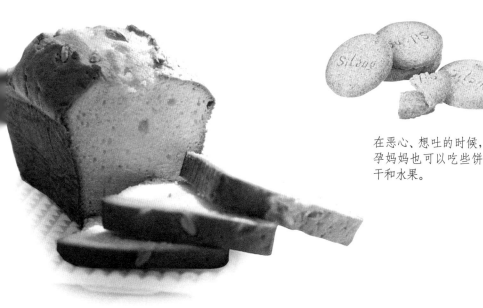

在恶心、想吐的时候，孕妈妈也可以吃些饼干和水果。

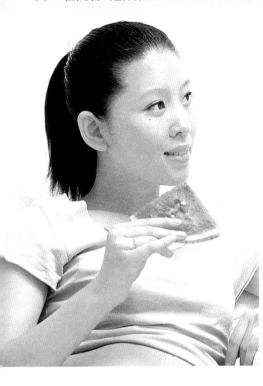

巧妙应对孕吐

孕 2 月往往是妊娠反应最强烈的阶段，恶心、孕吐等症状成为生活中的常态。

激素变化：怀孕后，胎盘分泌的 HCG 可抑制胃酸分泌，引起食欲下降、恶心、呕吐等症状。

孕妈妈的免疫反应：怀孕后体内会产生一种把宝宝当成"异物"的、想排斥胎宝宝的免疫力，孕吐就是因此而产生的过敏反应。

宝宝的自我保护：在怀孕初期这个关键期，为了不让孕妈妈吃得太多、活动得太多，胎宝宝产生此反应来保护自己。

吃得下的时候多吃点

妊娠反应带来的恶心、厌食，影响了孕妈妈的正常饮食。如果到了饭点，孕妈妈不想吃饭，也不要强迫，可以待会儿再吃；或者只吃一点儿，饿了的时候再拿一些小零食补充。没有食欲可以不吃或少吃，但有食欲的时候要抓紧机会吃，除饮食禁忌食物外，喜欢吃什么就吃什么。

孕吐的孕妈妈喜食酸

许多孕妈妈妊娠反应强烈时喜欢吃酸的食物。酸的食物能够刺激胃的分泌腺，使其分泌出更多的胃液，使消化酶的活性大大提高，促进胃肠蠕动。不过孕妈妈一定要选择健康无害的天然酸味食物，以免对胎宝宝造成不良影响。另外，酸酸的山楂或山楂制品因为会造成子宫收缩，所以孕妈妈也不适宜多吃。

孕吐宜吃食物	食物来源
含维生素 B_6 食物	动物肝脏、谷物、肉、鱼、蛋、豆类及花生等
蛋白质食物	鸡蛋、豆腐、鱼虾贝类、花生、核桃等
新鲜蔬果	土豆、西蓝花、南瓜、苹果、柚子、柠檬、香蕉等
奶类	酸奶、鲜牛奶、奶片或奶酪

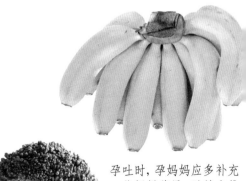

孕吐时，孕妈妈应多补充一些新鲜蔬果，以补充维生素及矿物质。

孕吐没那么可怕

很多孕妈妈孕早期都会出现孕吐反应，轻度到中度的恶心以及偶尔呕吐，一般不会影响胎宝宝的成长。因为此时胎宝宝处于外器官发育成长阶段，所需的营养非常少，而在他营养需求增加时，孕吐也就减轻或消失了。所以即使孕妈妈在孕早期体重没有增加，也没什么问题。多数情况下，过了孕早期，孕妈妈很快就能够恢复胃口，体重开始增加。

三餐细节减轻孕吐

早餐一定要吃

清晨空腹时更容易恶心呕吐，所以孕妈妈不要忽视早餐。生姜有缓解恶心呕吐的作用，孕妈妈可以在起床后喝一杯生姜蜂蜜水。

午餐后休息

午餐后最好卧床休息半小时，起床时的动作要缓慢。下午可以适当吃些新鲜的水果或坚果补充营养。

晚餐饿了就吃

只要饿了，即使不到饭点，也要吃饭。吃过饭后记得刷牙，保持嘴里的清爽，这样可以减少引发孕妈妈恶心的因素。

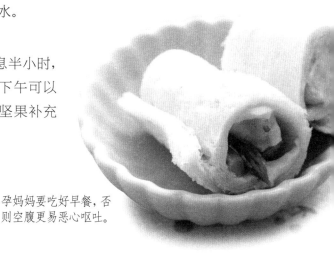

孕妈妈要吃好早餐，否则空腹更易恶心呕吐。

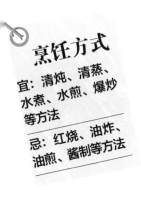

烹饪方式

宜：清炖、清蒸、水煮、水煎、爆炒等方法

忌：红烧、油炸、油煎、酱制等方法

小窍门缓解孕吐

衣：穿着尽量舒适。腰部太紧的服装会加剧晨吐。

食：少吃多餐为好，饮食原则以清淡、少油腻、易消化为主。

住：注意空气的流通，清新的空气才不会感到闷；不要长时间待在温度过高的地方，尽量使自己感到凉爽可以减轻恶心的感觉。

行：如果孕妈妈活动较少也容易出现恶心、食欲不佳、倦怠等症状。一些轻缓的运动，如散步、保健操等都能够帮助孕妈妈强健身体，改善不适症状。

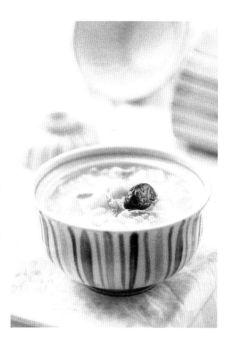

这个月是胎宝宝器官形成的关键时期，孕妈妈应多补充蛋白质、碳水化合物、脂肪、维生素和碘、锌、铁等矿物质。

一日三餐 助顺产

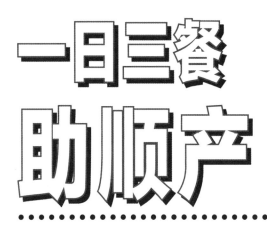

促顺产关键营养素

碘：碘是甲状腺素组成成分。甲状腺素能促进蛋白质的生物合成，促进胎儿生长发育。孕期甲状腺功能活跃，碘的需要量增加。

蛋白质：优质、足量的蛋白质可保证胎宝宝的大脑发育，考虑到孕妈妈本月的饮食要以清淡为主，所以应选用容易消化、吸收、利用的蛋白质。

促顺产明星食材

鲈鱼：补充DHA，促进胎宝宝脑部发育。
玉米：含维生素E，有安胎功效。
南瓜：补锌，促进胎宝宝的发育。
葵花子：补维生素E，安胎保胎。
油菜：富含维生素、膳食纤维，促进肠蠕动。

甜椒炒牛肉

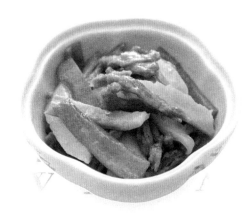

营养功效：牛肉具有补脾和胃、益气补血的功效，对强健孕妈妈和胎宝宝的身体十分有益。

原料

牛里脊100克，红、黄甜椒各100克，料酒、淀粉、盐、蛋清、姜丝、酱油、高汤、甜面酱各适量。

做法

1.牛里脊洗净、切丝，加盐、蛋清、料酒、淀粉拌匀；甜椒切丝；将酱油、高汤、淀粉调成芡汁。

2.甜椒丝炒至断生，备用。

3.牛里脊丝炒散，放入甜面酱，加甜椒丝、姜丝炒香，勾芡，翻炒均匀即可。

换口味，不换营养

奶香麦片粥：牛奶和麦片富含蛋白质、钙、铁、碳水化合物等多种营养素，不仅有助于孕妈妈补钙，还能促进胎宝宝中枢神经系统的发育。

糖醋莲藕

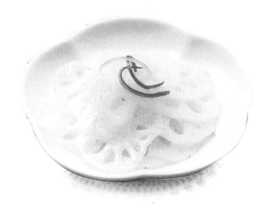

营养功效：莲藕是传统止血药物，有止血、止泻功效，有利于保胎，防止流产。

原料

莲藕 200 克，料酒、盐、白糖、米醋、香油、花椒各适量。

做法

1. 莲藕去节、削皮，切成薄片，用清水漂洗干净。
2. 油锅烧热，投入花椒，炸香后捞出，倒入藕片翻炒，加入料酒、盐、白糖、米醋，翻炒至将熟时，淋入香油即成。

换口味，不换营养

葵花子酥球：葵花子富含不饱和脂肪酸、多种维生素，此点心可为孕妈妈和胎宝宝补充能量和热量，并能提供维生素 E，有助于安胎保胎。

橙香鱼排

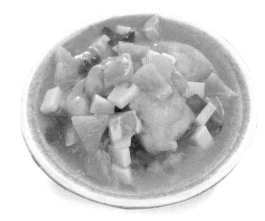

营养功效：橙子中的有机酸可以促进肉类中蛋白质的分解和吸收，有助于消化。

原料

鲷鱼肉 150 克，橙子 1 个，红椒 50 克，冬笋 30 克，盐、淀粉各适量。

做法

1. 将鲷鱼肉洗净；冬笋、红椒洗净、切丁；橙子取出果肉，切丁。
2. 鲷鱼肉裹适量淀粉入油锅炸至金黄色。
3. 锅中放水烧开，放入橙肉丁、红椒丁、冬笋丁，加盐调味，最后用淀粉勾芡，浇在鲷鱼块上即可。

换口味，不换营养

菠菜胡萝卜蛋饼：菠菜、胡萝卜中都富含胡萝卜素，鸡蛋中富含钙、磷、蛋白质等，是孕妈妈不可忽视的"营养宝库"。

助顺产运动：坐立前屈
缓解背部疼痛

这组动作有伸展腰背部的作用，减轻疲劳的同时，可以使呼吸更加轻松。腰椎、颈椎不好的职场孕妈妈，可以经常做此运动，既能缓解腰背酸痛，又利于颈椎的健康。

孕妈妈这样做

练习时间：安排在上午的 10 点或下午的 3 点。

练习次数：每天可以做两三次。

辅助工具：瑜伽垫及瑜伽砖，孕妈妈也可以用厚一点的毛毯，折叠起来使用。

注意事项：运动期间如果出现孕吐、头晕等症状，要立即停止运动，平躺休息。

准爸爸参与助顺产

辅助：准爸爸可以用胳膊或者手充当瑜伽砖，托起孕妈妈的头部。

指导：准爸爸可以在不同的视角观察孕妈妈的动作，及时纠正孕妈妈的不规范动作。

陪同：与孕妈妈一起做这个运动，不仅可以放松自己的背部和腰腹肌肉，还可以增进与孕妈妈的感情。

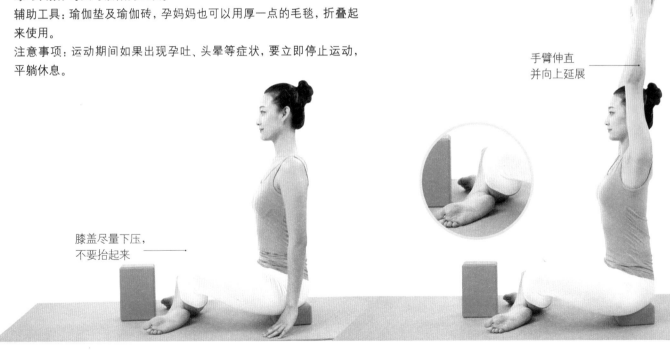

膝盖尽量下压，不要抬起来

手臂伸直并向上延展

1 臀下坐瑜伽砖或折叠的毯子，胳膊有力地支撑有利于背部向上伸展，双腿简单交盘，交叉点以小腿中间点为宜。

2 吸气，双手向上举过头顶，尽可能延展侧腰向上。做此动作时，手臂要紧贴耳部，这样才能体会向上延展的状态。

坐立前屈能延展孕妈妈的背部、腰腹，帮助孕妈妈放松身体肌肉，调整身心状态。

用心体会背部的延展，
控制好呼吸节奏

3 呼气时向前伸展身体，将额头放在提前准备的瑜伽砖上，双腿尽量放松。在此姿势停留 5 组呼吸后，双腿交换，再做 1 遍。

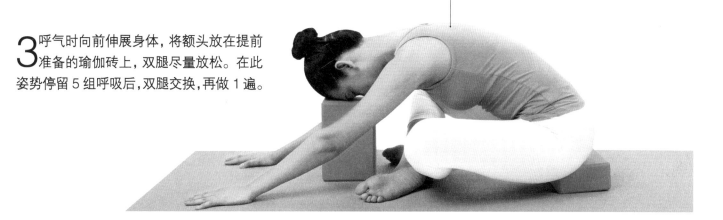

4 感觉做第 3 个动作比较吃力时，可以找一个比瑜伽砖更高的小凳子，把头放在上面，可以将双手放在上面，体会背部的延伸。

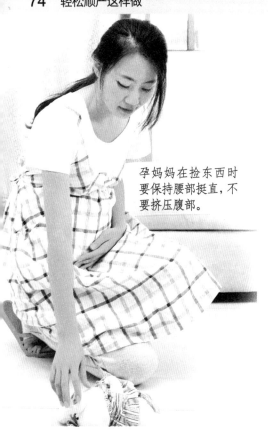

孕妈妈在捡东西时要保持腰部挺直，不要挤压腹部。

孕 3 月

孕 3 月体重管理

孕 3 月，孕妈妈的肚子还不明显，但是此时孕妈妈已经要开始注意日常生活中的动作了，以免影响胎宝宝的发育。

站：两腿平行，两脚平直稍微分开，略小于肩宽，不要向内或向外。

坐：以上半身和大腿成 90°的坐姿为宜，这样不易发生腰背痛。

走：挺直背部、抬头、紧收臀部，保持全身平衡，稳步行走，不要用脚尖走路。

捡东西：缓慢屈膝，完全下蹲，保持腰部挺直，将东西捡起后，再缓慢站起来。

简单家务也是运动

可从事一般的擦、抹家具等劳作，但不可登高，不可上窗台擦玻璃，更不要搬抬笨重家具。擦抹家具时，不要弯腰，怀孕后期更不可弯腰干活，打扫卫生时避免使用冷水。

自测运动是否过度

孕期锻炼以微微出汗为宜，当锻炼时能连续讲话，无须停下来喘气，说明心率在正常范围内，锻炼强度合适。

体温　孕妈妈体温高于 38.9℃，会增加胎儿先天性异常的发病率。在运动过程中，人体会出现心脏跳动加快，体温升高等现象。孕妈妈在运动时应提高警惕，注意监测体温。最好每 15 分钟休息一次，用 5~10 分钟的时间来降低体温后再继续运动。

脉搏　运动期间，孕妈妈要每隔 10~15 分钟测量一次脉搏，脉搏每分钟不能超过 140 次。如果脉搏跳动过快，那就停下来休息一下，让它恢复到每分钟 90 次以下。

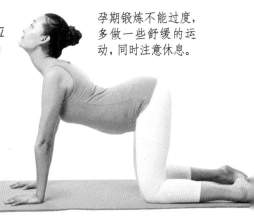

孕期锻炼不能过度，多做一些舒缓的运动，同时注意休息。

瑜伽和孕期瑜伽大不同

　　孕期瑜伽不同于普通的瑜伽。孕期瑜伽主要的锻炼重点在肩背、脊椎及下肢，可以增强体力和肌肉张力，增强身体的平衡感，提高整个肌肉组织的柔韧度和灵活度，除了能有效舒缓孕期的腰酸背痛及不适外，也能增强孕妈妈腹部及大腿的力量，使生产变得容易许多。而针对腹部练习的瑜伽可以帮助孕妈妈产后重塑身材。练习瑜伽还可以让孕期变得轻松，并有助于孕妈妈在产前保持平和的心态。

职场孕妈妈也要注意运动

　　坚持工作的孕妈妈，在上下班的路途中可以运动，工作中来来回回地走动也是运动。在工作中的运动，强度更好控制，能避免孕妈妈出现流产危险，而且能够增加运动量，帮助孕妈妈控制体重。

　　需要注意的是，孕妈妈每日工作时间不应超过 8 小时，而且要避免上夜班。工作中感到疲劳时，在条件允许的情况下，可休息 10 分钟左右，也可到室外、阳台或楼顶呼吸一下新鲜空气。

防便秘小窍门

少吃辛辣及热性食物

坚持每天运动

养成定时大便的习惯

使用坐式马桶

晨起后喝一杯白开水

巧用饮食日记

　　孕妈妈可以每天记录早、中、晚餐的饮食内容，帮助自己了解一天中所吃的食物。通过记录饮食日记，掌握自己每天是否吃得营养均衡了，食量是多了还是少了，以此来达到控制体重、保健的双重目的。饮食日记要长期坚持，孕妈妈每天动动笔吧。

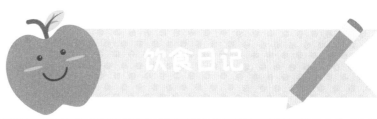

饮食日记

Sun	Mon	Tue	Wed	Thur	Fri	Sat

孕 3 月顺产饮食方案

　　孕 3 月，胎宝宝还比较脆弱，如果不小心吃到令他感到不舒服的东西，会给他的健康带来一定的影响。所以孕妈妈要谨遵孕期饮食原则，了解孕期饮食宜忌，这样才能安安心心地过好孕期每一天。

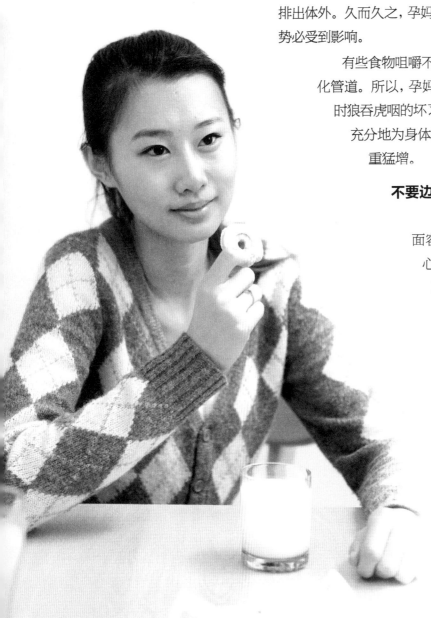

吃饭要细嚼慢咽

　　食物未经充分咀嚼，进入胃肠道之后，与消化液不能充分混合，就会影响人体对食物的消化、吸收，导致食物中的大量营养不能被人体所用就被排出体外。久而久之，孕妈妈得不到足够多的营养，易造成营养不良，健康势必受到影响。

　　有些食物咀嚼不够，过于粗糙，还会加大胃的消化负担或损伤消化管道。所以，孕妈妈为了自己和胎宝宝的健康考虑，要改掉吃饭时狼吞虎咽的坏习惯，做到细细嚼、慢慢咽，让营养不白白地流失，充分地为身体所用。同时，细嚼慢咽还可以避免进食过量，体重猛增。

不要边看电视边吃东西

　　孕妈妈经常边看电视边吃东西，在食物摄取方面容易分心，要么狼吞虎咽吃得太急，要么漫不经心吃很长时间。这两种情况都会让孕妈妈在不知不觉中吃进很多食物，长此以往，势必会导致肥胖。

不吃生鱼片

　　生鱼片鲜美可口，质地柔软，蛋白质、维生素和矿物质含量丰富，是很多人的最爱。不过由于缺少加温烹饪过程，它里面的寄生虫和病菌可能会给胎宝宝带来伤害，为了胎宝宝的健康，馋嘴的孕妈妈还是不要冒这个险了！

不要用水果代替正餐

　　水果含有丰富的维生素，但是它所含的蛋白质和脂肪却远远不能满足孕妈妈的营养需要。在妊娠反应依然存在的孕早期，很多孕妈妈吃不下东西，想用水果代替正餐，这样并不能满足自己和胎宝宝的营养需求，会造成营养不良，从而影响胎宝宝的生长发育。所以，孕妈妈不能用水果代替正餐。

不宜吃腌制食品

　　腌制食品（如香肠、腌肉、熏鱼、熏肉等）中含有可导致胎宝宝畸形的亚硝胺，所以孕妈妈不宜多吃这类食物，最好是不吃。另外，这类食物营养不丰富，维生素损失较多，且容易滋生细菌，会影响孕妈妈和胎宝宝的健康。同样，各种咸菜、咸甜菜肴和其他过咸的食物也尽量少吃，逐渐养成饮食清淡的习惯，还能减少孕期水肿和高血压的风险。

不宜吃罐头食品

　　任何可能危害到胎宝宝的食品孕妈妈都应尽量不吃。即便是美味可口的罐头食品，孕妈妈也要主动克制，尽量远离。在罐头的生产过程中，往往加入一定量的食品添加剂，如甜味剂、香精等，这些人工合成的化学物质会对胚胎组织造成一定的损伤，容易导致畸形。另外，罐头食品在制作、运输、存放过程中如果消毒不彻底或者密封不好，就会造成细菌污染，产生对人体有害的毒性物质，孕妈妈误食后可能发生食物中毒，后果严重。

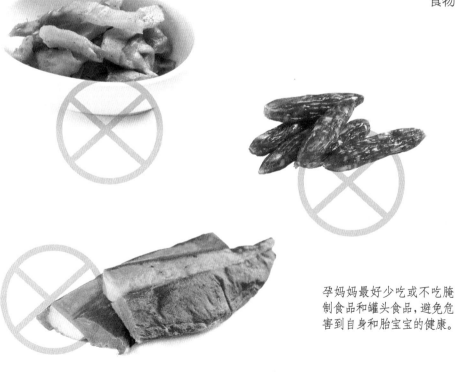

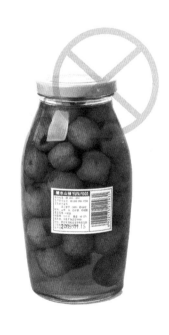

孕妈妈最好少吃或不吃腌制食品和罐头食品，避免危害到自身和胎宝宝的健康。

本月是胎宝宝发育的关键期，所需的营养素很多，这个时期孕妈妈应该以质取胜。孕妈妈可重点补充多种维生素和矿物质，如维生素 A、维生素 E 和铁、铜等。

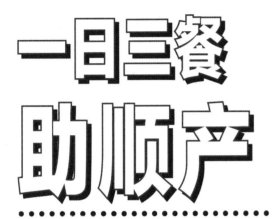

一日三餐 助顺产

促顺产关键营养素

DHA：DHA 是本月胎宝宝大脑中枢神经和视网膜发育不可缺少的营养物质。

维生素 A：维生素 A 有维护细胞功能的作用，可保证胎宝宝皮肤、骨骼、牙齿、毛发健康生长。

促顺产 明星食材

西红柿：西红柿富含维生素 A、B 族维生素、维生素 C，增进食欲。

柠檬：含维生素 C，开胃醒脾。

芒果：富含维生素 C，止吐开胃。

大米：含维生素 B_1，滋润肠胃。

燕麦：补锌、B 族维生素，减少黑色素形成。

四色什锦

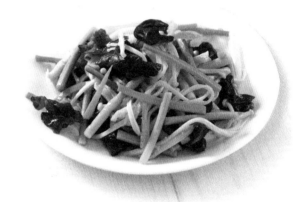

营养功效：这道菜无论是营养还是颜色搭配，都是非常出色的，可以提起孕妈妈的食欲，为孕妈妈补充全面的营养。

原料	做法
金针菇 100 克， 胡萝卜半根， 木耳 2 朵， 蒜薹 6 根， 葱、姜、白糖、醋、香油、盐各适量。	1. 金针菇去掉老根，洗净，用开水焯烫，沥干；蒜薹洗净，切段；胡萝卜洗净，切丝；木耳洗净，撕成小朵；葱、姜切末。 2. 油锅烧热，放入葱末、姜末炒香，然后放入胡萝卜丝，翻炒片刻后，放入木耳翻炒，加白糖、盐调味。 3. 放入金针菇、蒜薹段，翻炒至熟，淋上醋、香油即可出锅。

换口味，不换营养

水果拌酸奶：水果拌酸奶酸甜可口，清爽宜人，能增强消化能力，促进食欲，非常适合胃口不佳的孕妈妈食用。

豆苗鸡肝汤

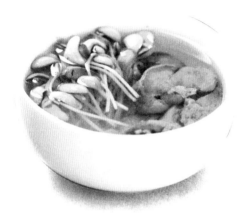

营养功效：鸡肝中的维生素 A 有助于胎宝宝骨骼和眼皮的发育。

原料

嫩豆苗 30 克，
鸡肝 100 克，
姜末、料酒、盐、香油、
鸡汤各适量。

做法

1.鸡肝洗净，用料酒腌制，入开水汆烫，捞出沥干；嫩豆苗择洗干净。

2.锅置火上，倒入鸡汤，烧开时放入鸡肝、豆苗、姜末，加入料酒、盐烧沸，淋上香油即可。

换口味，不换营养

盐水鸡肝：鸡肝铁质丰富，是补血食品中最常用的食物，鸡肝中还富含维生素 A、维生素 B_2，能增强孕妈妈的免疫功能。

柠檬煎鳕鱼

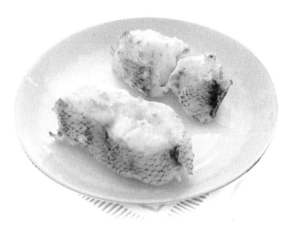

营养功效：鳕鱼属于深海鱼类，DHA 含量高，有利于胎宝宝大脑发育。

原料

鳕鱼肉 200 克，
柠檬 50 克，
鸡蛋 1 个，
盐、水淀粉各适量。

做法

1.将鳕鱼肉洗净，切块，加盐腌制片刻；柠檬挤汁淋入鳕鱼块中。

2.鸡蛋取蛋清磕入碗中打散。

3.将腌制好的鳕鱼块裹上蛋清和水淀粉。

4.油锅烧热，放鳕鱼块煎至金黄熟透即可。

换口味，不换营养

炒红薯泥：红薯中富含多种维生素，核桃、花生、葵花子中 DHA 含量较高，有利于胎宝宝大脑发育和眼睛虹膜的形成。

助顺产运动：英雄坐
帮助消化，消除腿部疼痛

此组动作的练习是孕妇瑜伽动作中少有的几个可以在饭后练习的体式，它可以在很大程度上帮助消化。常做此套动作，可以消除腿部疼痛，增强腿部整体的柔韧性。

准爸爸参与助顺产

督促：准爸爸可以提醒孕妈妈多做一做这个动作，比如在看电视时、闲聊时等休闲时间。

安全：如果孕妈妈动作不标准，站起时腿部可能会有酸麻的感觉，准爸爸可以扶一下孕妈妈，或给孕妈妈做做按摩。

孕妈妈这样做

练习时间：可以在饭后练习。

练习次数：每天运动次数不限。

辅助工具：瑜伽砖、瑜伽垫或硬板床。

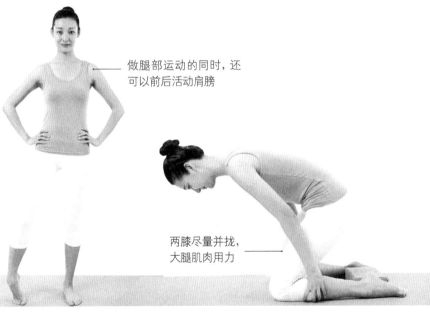

做腿部运动的同时，还可以前后活动肩膀

两膝尽量并拢，大腿肌肉用力

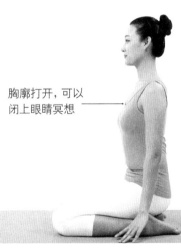

胸廓打开，可以闭上眼睛冥想

1 站在瑜伽垫上，活动一下双腿。先左右活动一下脚尖，然后将腿适当向上抬。也可以在瑜伽垫上踏步。此类热身运动有助于促进双腿血液循环。

2 在双脚中间准备好一块或两块瑜伽砖，两膝并拢，双脚分开放在瑜伽砖的两边，用手将小腿的肌肉向两侧和后侧推开，再向后坐在瑜伽砖上。

3 坐在瑜伽砖上，小腿胫骨和脚踝向下推向地面，背部向上直立，双手放于身体两侧，帮助身体向上轻松坐起。因为是坐姿，可以尽量在此体式中多保持一段时间，持续3~5分钟，再起来活动。

助顺产运动：下犬式
缓解背部疼痛

下犬式是头朝下倒转的姿势，下犬式虽然倒转但并不会对心脏造成压力，相反可以减慢心率。因此，这个姿势可以消除身体的疲劳感，消除腿部和后背、脚跟的僵硬感，充分伸展后背和腿部的肌肉，也能加强身体柔韧性。职场孕妈妈容易出现背部疼痛的感觉，所以可以经常做此瑜伽体式。

孕妈妈这样做

练习时间：工作间隙，或者感到背部疼痛时。
练习次数：每天运动三四次。
辅助工具：稳定的椅子。

准爸爸参与助顺产

搬椅子：准爸爸帮孕妈妈找一把合适、安全的椅子吧。

保护孕妈妈：孕妈妈在做动作时，准爸爸可以站在旁边，一旦有什么问题，随时保护孕妈妈，不让她受伤。

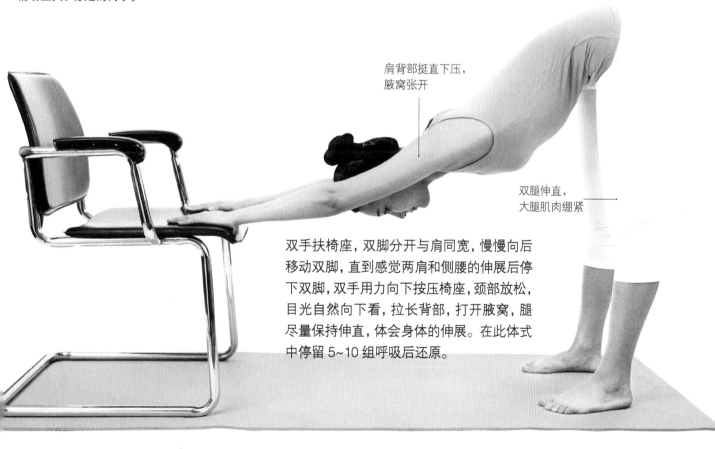

肩背部挺直下压，腋窝张开

双腿伸直，大腿肌肉绷紧

双手扶椅座，双脚分开与肩同宽，慢慢向后移动双脚，直到感觉两肩和侧腰的伸展后停下双脚，双手用力向下按压椅座，颈部放松，目光自然向下看，拉长背部，打开腋窝，腿尽量保持伸直，体会身体的伸展。在此体式中停留 5~10 组呼吸后还原。

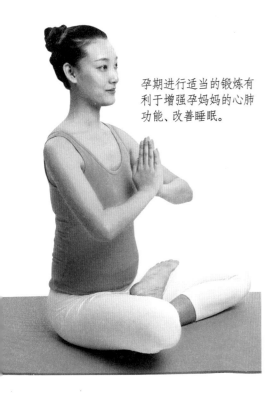

孕期进行适当的锻炼有利于增强孕妈妈的心肺功能、改善睡眠。

孕4月

孕4月体重管理

孕妈妈在怀孕阶段根据个人的具体情况进行适当的运动和锻炼，对自己和胎宝宝都是有好处的。

增强心肺功能：适当的运动能增强心肺功能，可以预防和减轻由怀孕带来的气喘或心慌等现象，增强身体耐力，为最后的顺利分娩做好准备。

帮助消化防便秘：运动能帮助消化和排泄，减轻和改善孕期的便秘现象，同时增进食欲。

减少水肿等不适：运动可促进腰部及下肢的血液循环，减轻孕期的腰酸腿痛、下肢水肿等压迫性症状。

改善睡眠：适当的运动还能帮助孕妈妈改善睡眠不佳的状况。

胎宝宝会随着孕妈妈一起运动
孕妈妈在运动时，胎心每分钟会增加10~15次，表明胎宝宝对运动的适应性反应，经常运动的孕妈妈生出的宝宝出生时的健康状况会比一般新生儿好。

孕期体重控制宜忌

许多孕妈妈体重增加过快，这不仅会对生产形成障碍，还可能引起妊娠高血压疾病、妊娠糖尿病等。要想体重增长合理，要从多方面控制。

宜	忌
增加和缓的运动	不运动，静养
少食多餐	过度进食
多吃新鲜水果、蔬菜	饮食油腻
荤素搭配、营养合理	挑食，偏素食或偏肉食
按时就餐	刻意节食或暴饮暴食

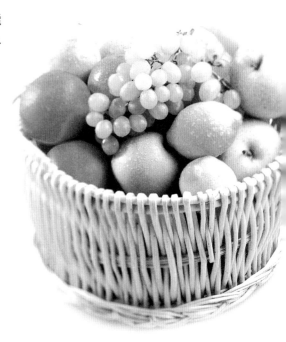

每天定时运动，形成规律

定时运动，可以促使身体达到一个健康的状态，当运动成为习惯后，孕妈妈即使想偷懒也不行了，因为身体会表达各种不舒服的感受，这样孕妈妈就只有起身运动了。所以一旦实行运动的计划后，孕妈妈就要坚持，最短也要坚持一星期，这样身体会慢慢适应运动的状态。

每天 5 分钟，做做工间操

平甩甩手操

全身放松，自然呼吸，双脚平行与肩同宽；手臂抬起至肩齐，然后自然放下；连续做到第四下时，臂与膝同时屈动。

前俯后仰操

闭嘴，双手叉腰，抬头后仰，同时吸气，双眼望天，停留片刻；缓缓向胸部低头，下颌尽量贴近胸部，同时呼气，双眼看地。

左右摆动操

自然站立，双目平视，双脚略分开，与肩同宽，双手叉腰。动作时头与身体缓慢向右转，停留片刻后，再向左转。

不同孕妈妈，不同体重管理方针

1. 患有妊娠糖尿病的孕妈妈应控制每天合理摄入热量，同时可适当加大运动量。

2. 患有妊娠高血压疾病的孕妈妈要限制运动量，饮食上以清淡为宜。

3. 多胎妊娠的孕妈妈最好选择散步之类的轻缓运动，为了兼顾体重合理增长和胎宝宝的发育，不要节食，要吃营养丰富、少油脂的食物，并采取少食多餐制。

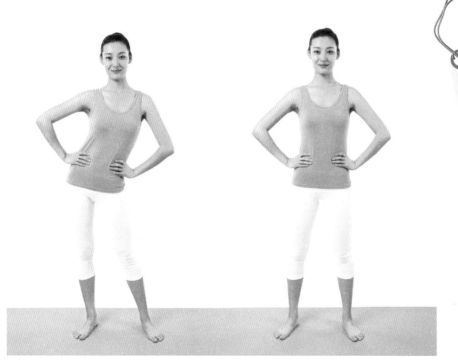

不适合剧烈运动的孕妈妈

有心脏病的孕妈妈

有肾脏泌尿系统疾病的孕妈妈

有过流产史

前置胎盘

阴道不规则出血、提前宫缩

孕4月顺产饮食方案

孕4月，胎盘已经形成，胎宝宝的各个器官组织迅速生长发育，包括骨骼、五官、牙齿、四肢等，大脑也进一步发育，对营养的需求也随之增加，孕妈妈千万不可忽视营养素的补充。此时，孕妈妈已经度过了孕早期，开始进入较安全的孕中期，孕妈妈的胃口大开，这时要充分摄入含各种维生素的食物，以保证营养素的充分吸收。

注意饮食卫生，防止病从口入

为了避免病从口入，影响自身和胎宝宝的健康，孕妈妈对于饮食卫生必须格外注意，如尽量食用已处理过和彻底煮熟的食物、确认食物或食材的保存期限、烹调食物或用餐前要洗手、切实做好食物的保鲜工作等。此外，孕妈妈应避免购买来源不明或价格过低的食物，一旦发现食物有异味或腐败的情形，就不要再食用了。

注意餐次安排

随着胎宝宝的生长，孕妈妈胃部受到挤压，容量减少，应选择营养价值高的食物，要少吃多餐，可将全天所需食物分五六餐进食。孕妈妈可在正餐之间安排加餐。热能的分配上，早餐的热能占全天总热能的30%，要吃得好；中餐的热能占全天总热能的40%，要吃得饱；晚餐的热能占全天总热能的30%，要吃得少。

吃些抗辐射的食物

电脑、电视等各种电器都能产生辐射，所以，孕妈妈应注意少接触这些电器。尤其是大型复印机、打印机等高频辐射电器，工作过程中如需接触，可请同事帮忙。此外，孕妈妈平时还应注意多食用一些富含优质蛋白质、卵磷脂、B族维生素的食物，例如豆类、豆制品、鱼、虾、粗粮及绿色、深色蔬菜等，这些能有效提高孕妈妈身体的抗辐射能力。

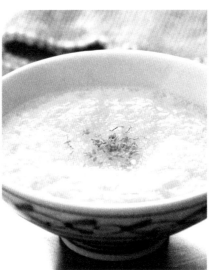

确保食物新鲜：孕妈妈免疫力较弱，吃到不卫生、不新鲜的食物易引起不适，所以多选择新鲜天然的食材，注意烹饪时要煮熟。

早餐要吃好：吃好早餐对孕妈妈很重要，清淡的粥、富含蛋白质的奶和豆制品、营养均衡的包子都是很好的选择。

虾：富含蛋白质、卵磷脂的虾不但能增强孕妈妈的抗辐射能力，还有补钙功效，避免孕妈妈因为缺钙而发生小腿抽筋等情况。

喝清淡的肉汤

有的孕妈妈为加强营养，在吃肉喝汤的同时也摄入了大量的脂肪，使体重增长过快，增加了罹患妊娠高血压疾病、妊娠糖尿病等并发症的风险。建议孕妈妈煲汤时选用鸭、鱼、牛肉等脂肪含量低又易消化的食物，同时加入一些蔬菜也可有效减少油腻，利于营养物质的吸收。

为了孕妈妈的营养均衡，除了喝肉汤，鱼汤、蔬菜汤也不能错过，或者将食材搭配着来，既可以让孕妈妈摄取更多的营养，也避免了汤的油腻。

不要过多食用动物肝脏

动物肝脏中除含有丰富的铁外，还含有丰富的维生素 A，孕妈妈适当食用对自身身体健康和胎宝宝发育有好处，但是，并不是多多益善。孕妈妈如果过量食用动物肝脏，必然会导致维生素 A 摄入过多，从而引起胎宝宝发育异常。另外，动物肝脏还是动物体内最大的解毒器官和毒素中转站，如果长期过多食用，某些有毒物质会对孕妈妈和胎宝宝产生不良影响。

不宜过多外出用餐

孕妈妈一定要注意控制外出用餐次数。大部分餐厅提供的食物都会多油、多盐、多糖、多味精，不符合孕妈妈进食的要求。如不得不在外面就餐时，孕妈妈在饭前应喝些清淡的汤，减少红色肉类的摄入，用餐时间控制在 1 个小时之内。

少吃方便食品

随着人们生活节奏的加快，各种方便食品也应运而生，方便面、可冲调豆浆、速冻水饺等方便食品多种多样。有些孕妈妈喜欢吃这些方便食品，觉得方便，味道又好；有些孕妈妈因工作繁忙，也愿意将方便食品作为主要食物。这种饮食习惯对孕妈妈和胎宝宝都不利，会造成孕妈妈营养不均衡，严重者也会影响胎宝宝生长发育。

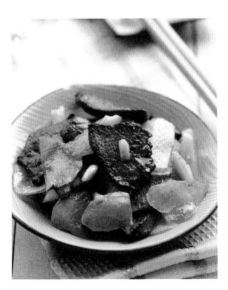

玉米排骨汤：此汤清淡适口，其中玉米可以促进孕妈妈的肠蠕动，预防便秘，而排骨含优质蛋白质，可增强孕妈妈体质。

动物肝脏营养丰富：动物肝脏中除了富含铁和维生素 A，还含有钙、锌、B 族维生素等营养素，孕妈妈每周吃一两次即可。

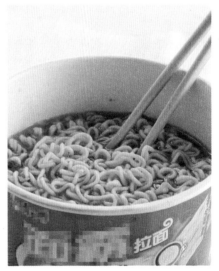

不吃或少吃含防腐剂的食品：方便面等方便食品中会含有防腐剂，孕妈妈过多食用会对胎宝宝的健康成长造成不利影响。

本月，胎盘已经形成，胎宝宝的各个器官组织迅速生长发育，包括骨骼、五官、牙齿、四肢等，大脑也进一步发育，对营养的需求也随之增加，孕妈妈不可忽视营养素的补充。

一日三餐助顺产

促顺产关键营养素

钙：由于胎宝宝的骨骼正在快速成长，骨骼的生长需要充足的钙质，所以这个阶段补钙是一件非常重要的事情。

β-胡萝卜素：可以在体内生成维生素 A，能促进胎宝宝的骨骼发育，有助于细胞、黏膜组织、皮肤的生长，还能增强孕妈妈的免疫力。

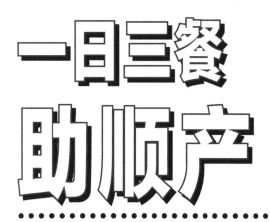

促顺产 明星食材

豆腐：富含蛋白质、钙，是素食孕妈妈的重要营养来源。
奶酪：富含蛋白质、B 族维生素，均衡营养。
虾皮：补钙，提高食欲。
牛奶：补钙，预防缺钙。
海带：补碘，预防甲状腺疾病。

菠菜炒鸡蛋

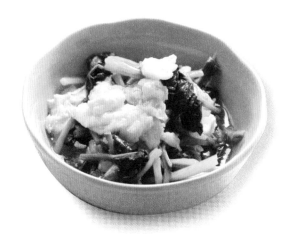

营养功效：菠菜含 B 族维生素、锌、磷等营养素，而且维生素 A、维生素 C 的含量比一般蔬菜高，是低热量、高膳食纤维、高营养的蔬菜。

原料	做法
菠菜 300 克，鸡蛋 2 个，蒜末、酱油、盐各适量。	1. 菠菜择洗干净后，切段，用沸水焯烫一下，捞出用手挤干水分；鸡蛋打散，入油锅中炒熟，盛出备用。 2. 油锅再次烧热，下蒜末炝锅，然后倒入菠菜，加盐、酱油翻炒，倒入炒好的鸡蛋，翻炒均匀即可。

换口味，不换营养

酸奶草莓露：草莓含有丰富的维生素 C、胡萝卜素、镁，搭配酸奶，对孕妈妈和胎宝宝的皮肤有很好的润泽作用。

海蜇拌双椒

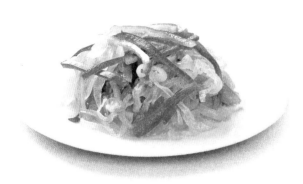

营养功效： 海蜇含碘丰富，有助于本月胎宝宝甲状腺的健康发育，进而促进其中枢神经系统和大脑的发育。

原料

海蜇皮 1 张，
青椒、红椒各 20 克，
姜丝、盐、白糖、香油各适量。

做法

1. 海蜇皮洗净、切丝，温水浸泡后沥干；青椒、红椒分别洗净、切丝备用。
2. 青椒丝、红椒丝拌入海蜇丝，加姜丝、盐、白糖、香油拌匀即可。

换口味，不换营养

紫薯山药球： 山药含有氨基酸、胆碱、维生素 B_2、维生素 C 及钙、磷、铜、铁、碘等多种营养素，能满足胎宝宝身体发育所需。

西红柿猪骨粥

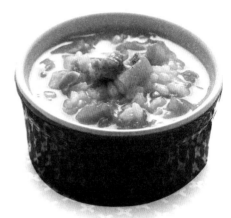

营养功效： 此粥含有丰富的蛋白质、脂肪、钙、胡萝卜素等，孕妈妈常喝可预防宝宝软骨病的发生。

原料

西红柿 100 克，
猪骨 300 克，
大米 100 克，
盐适量。

做法

1. 猪骨剁成块；西红柿洗净，切块；大米洗净，浸泡。
2. 锅置火上，放入猪骨块和适量水，大火烧沸后改小火熬煮 1 小时。
3. 放入大米、西红柿块，继续熬煮成粥，待粥熟时，加盐即可。

换口味，不换营养

奶酪蛋汤： 奶酪的营养非常丰富，口味和酸奶类似，食用奶酪蛋汤可以为孕妈妈补充钙质和多种维生素。

助顺产运动：战士式
改善腰背酸麻症状

孕4月，孕妈妈可能会出现腰背酸麻等症状，不妨做做战士式的孕妇瑜伽，除了可减轻腰背酸麻的症状，还有助于改善消化不良，减轻腹部的沉重感。

孕妈妈这样做

练习时间：上午10点或下午3点运动最好。
练习次数：每天运动一两次。
辅助工具：孕妈妈要选择稳固的椅子，尽量不用折叠椅。
注意事项：此动作较为简单，孕妈妈注意控制力度，不要让肌肉太过用力。

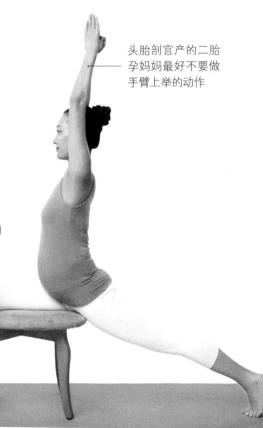

左腿伸直，
大腿肌肉绷紧

准爸爸参与助顺产

引导：此时准爸爸可以帮助孕妈妈伸展手臂。

监督：由于战士式的伸展强度比较大，所以不适合头胎剖宫产的孕妈妈，准爸爸一定要监督好孕妈妈。

保护：孕妈妈坐在椅子上的时候，准爸爸可以帮忙扶一下孕妈妈和椅子，避免摔倒。

头胎剖宫产的二胎
孕妈妈最好不要做
手臂上举的动作

1 右腿穿过椅背屈膝坐在椅子上，左腿伸直并且内旋，将骨盆的左侧向前推送，尽量做到骨盆两侧平行，双手扶住椅子两侧，保持身体的平衡，尽量向上延展。

2 可选择性地将手臂向上伸起，但如果感觉到腹部肌肉拉伸明显的话，请不要上举。此体式在一侧保持5组呼吸后换另外一侧。

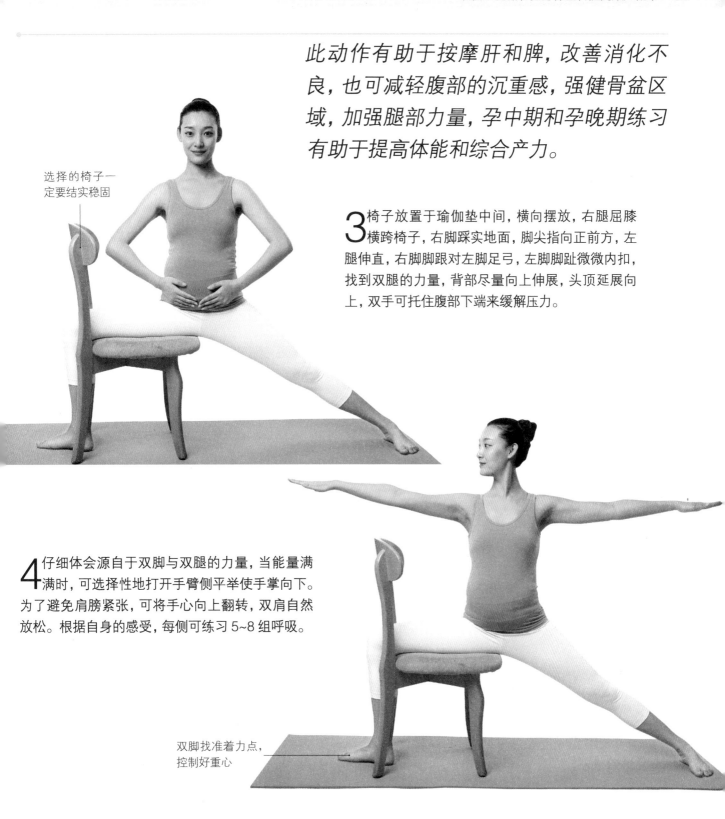

此动作有助于按摩肝和脾，改善消化不良，也可减轻腹部的沉重感，强健骨盆区域，加强腿部力量，孕中期和孕晚期练习有助于提高体能和综合产力。

选择的椅子一定要结实稳固

3 椅子放置于瑜伽垫中间，横向摆放，右腿屈膝横跨椅子，右脚踩实地面，脚尖指向正前方，左腿伸直，右脚脚跟对左脚足弓，左脚脚趾微微内扣，找到双腿的力量，背部尽量向上伸展，头顶延展向上，双手可托住腹部下端来缓解压力。

4 仔细体会源自于双脚与双腿的力量，当能量满满时，可选择性地打开手臂侧平举使手掌向下。为了避免肩膀紧张，可将手心向上翻转，双肩自然放松。根据自身的感受，每侧可练习 5~8 组呼吸。

双脚找准着力点，控制好重心

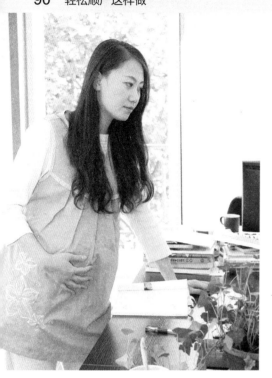

孕 5 月

孕 5 月体重管理

适量运动也是一种胎教方式，为了胎宝宝，孕妈妈要适当运动。

促进胎宝宝正常生长发育：运动能增加胎宝宝的血液供氧，加快新陈代谢，促进胎宝宝生长发育。

帮助胎宝宝形成良好个性：运动有利于缓解孕期不适，保持心情舒畅，帮助胎宝宝形成良好性格。

促进胎宝宝大脑发育：孕妈妈运动时，可向大脑提供充足的氧气和营养，促使大脑释放脑啡肽等有益物质，通过胎盘进入胎宝宝体内。

过量运动对胎宝宝有害

运动中，子宫胎盘换气不足时，胎宝宝的心跳会不规则，而且随着孕妈妈体温的升高，胎宝宝体温也会升高，有时甚至会出现运动导致的"胎儿过热症"。

增加营养有原则

孕中期胎宝宝生长迅速，需要更多的营养，所以孕妈妈要适量增加热量的摄入，不过这并不意味着可以无节制地吃。

基础	谷类、薯类及杂粮 300~400 克（杂粮不少于 1/5）；饮用水 1200 毫升
足量	蔬菜类 400~500 克（绿叶蔬菜占 2/3）；水果类 200~400 克
适量	鱼、禽、蛋、肉类（含动物肝脏）200~250 克（其中鱼类、禽类、蛋类各 50 克）
少而精	奶类及奶制品 300~500 克；大豆及坚果 40~60 克
不过量	植物油 25~30 克；盐 6 克

孕中期，为了满足胎宝宝的生长需求，孕妈妈要保证摄入足量蔬菜类食物。

正确增加运动强度

孕5月，胎宝宝已经很安稳地住进了孕妈妈的肚子中，孕妈妈可以在感觉舒适的前提下，适当增加一些运动量，能够使孕妈妈在体重快速增长的孕5月有效管理体重。当然，这里所说的增加运动量，并不是让孕妈妈增加运动强度，而是提高运动频率、延长运动时间。比如原本每周进行3次孕妇瑜伽，本月可以增加到每周四五次；散步每天30分钟，可增加到每天40分钟。

控制每天摄入的总热量

孕妈妈在孕期不应摄入过多热量，保证比孕前所需热量多800~1 250千焦，同时保证摄入总量不要超过8 370千焦，够维持胎宝宝每天的基本所需即可，相当于孕妈妈每天比孕前多吃1盘青菜和1碗米饭，或者是增加2个苹果的摄入量，这样不会导致胎宝宝长得过大，对顺产也有一定的帮助。

少吃甜食

饼干、蛋糕等甜食的热量高，营养价值却不如蔬果、粮食高，孕妈妈多吃很容易长胖。因此，在整个孕期，孕妈妈都要控制吃甜食的量，避免摄入过多的热量，导致脂肪堆积。孕妈妈可以在没有胃口的时候吃一小块，但最好不常吃。

有些孕妈妈想喝饮料，又怕摄入糖分过多，可能会选用无糖或低糖饮料，其实绝大多数无糖、低糖饮料中虽然没有或者少量添加蔗糖，但有很多代糖物质、添加剂及色素，孕妈妈喝了还是会长胖，而且不利于自己和胎宝宝的健康。

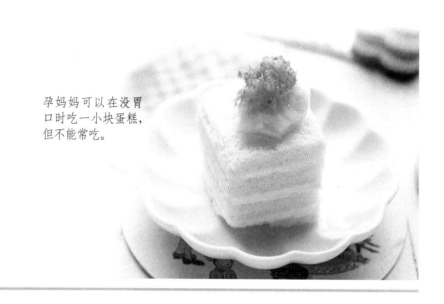

孕妈妈可以在没胃口时吃一小块蛋糕，但不能常吃。

易瘦水果

苹果

菠萝

香蕉

柠檬

猕猴桃

加餐选择低糖、低热量的水果

在工作间歇，很多职场孕妈妈都会感到有些饥饿，这个时候不要忍着，吃一些热量低的水果，可以有效为胎宝宝和孕妈妈补充营养，减轻孕妈妈的饥饿感。另外，这些低热量、低糖水果不易让孕妈妈长胖，孕妈妈不用担心超重。

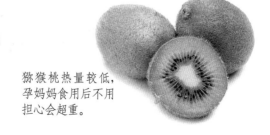

猕猴桃热量较低，孕妈妈食用后不用担心会超重。

孕5月顺产饮食方案

孕妈妈需要将更多的精力放到增加营养上，食物花样要不断变换，还要格外注意营养均衡和搭配合理。饮食需要丰富多样化，荤素、粗细搭配要均匀。

经常量体重，适当调饮食

从孕4月到孕7月，孕妈妈的体重迅速增长，胎宝宝也在迅速成长。很多孕妈妈的体重都超标了，有的孕妈妈还会出现妊娠高血压疾病、妊娠糖尿病的症状。因此，孕妈妈要经常量体重，发现体重增长过快时，要减少高脂、高糖食物的摄入，主食要注意米、面、杂粮搭配。

增加副食比例

孕妈妈要避免挑食、偏食，防止矿物质及微量元素的缺乏。在孕中期机体代谢加速，热量和糖分的利用增加，每天应当摄入较多的蛋白质和适量的脂肪，以补充生理需要，但要注意动植物脂肪摄入比例的平衡，多吃富含铁质和钙质的食物，如动物血、瘦肉、肝、蛋、深色蔬菜、水果等有利于补铁；奶制品、豆制品、海产品有利于补钙；鱼、芝麻、花生、核桃等有利于增加蛋白质。

少吃过冷的食物

有的孕妈妈感觉身体发热、胸口发慌，就特别想吃点凉凉的东西。虽然可以适当吃一点，但如果吃过多过冷的食物，会让腹中的胎宝宝躁动不安。这是因为怀孕后孕妈妈的胃肠功能减弱，突然吃进很多冷的食物，会让胃肠血管突然收缩，5个月的胎宝宝感官知觉非常灵敏，对冷刺激也十分敏感。过冷的食物还可能使孕妈妈出现腹泻、腹痛等症状。因此孕妈妈在孕期不宜吃过多过冷的食物。

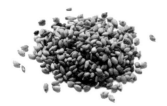

关注体重的同时，在主食上孕妈妈也要注意米、面、杂粮的搭配。

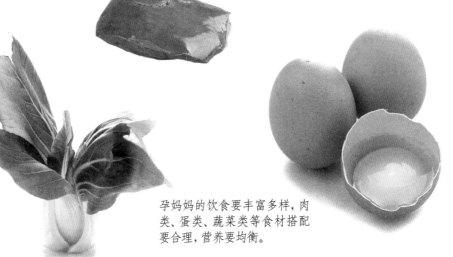

孕妈妈的饮食要丰富多样，肉类、蛋类、蔬菜类等食材搭配要合理，营养要均衡。

不要只吃精米精面

许多孕妈妈把精米、精面当成高级食品，在怀孕期间只吃精细加工后的精米、精面，殊不知，这样容易导致营养失衡。长期食用精白米或出粉率低的面粉如富强粉，会造成维生素和矿物质的缺乏，尤其是B族维生素的缺乏，从而导致相应的疾病，影响孕妈妈的身体健康和胎宝宝的生长发育。

孕妈妈适当吃些粗粮，无论对母体还是胎宝宝的发育均有益处。建议日常饮食要做到粗细搭配，精米、精面作为调剂生活的食品是可以的，但不要过多食用。

晚餐不宜事项

孕妈妈晚餐不宜过迟。如果晚餐时间与上床休息时间间隔太近，不但会加重胃肠道的负担，还会导致孕妈妈难以入睡。

晚餐不宜进食过多。晚上吃太多的话，易出现消化不良及胃痛等现象。

晚餐不宜吃太多肉蛋类食物。在晚餐进食大量蛋、肉、鱼而活动量又很小的情况下，多余的营养会转化为脂肪储存起来，使孕妈妈越来越胖，还会导致胎宝宝营养过剩。因此，孕妈妈晚餐应以清淡、易消化为好。

少吃热性香料

在日常饮食生活中，孕妈妈不仅要加强营养，适量吃些营养丰富的食物，还应对膳食结构、饮食烹调、饮食卫生以及食物选择等有所避忌，因为孕妈妈所摄入的东西有些会通过母体传送给胎宝宝。

孕妈妈在孕期体温相应增高，肠道也较干燥。热性香料如大料、茴香、花椒、胡椒、桂皮、五香粉、辣椒粉等具有刺激性，很容易消耗肠道水分，使胃肠腺体分泌减少，加重孕期便秘。如孕妈妈用力解便，会引起腹压增大，压迫子宫内的胎宝宝，易造成胎动不安等。所以，孕妈妈不宜多吃热性香料。

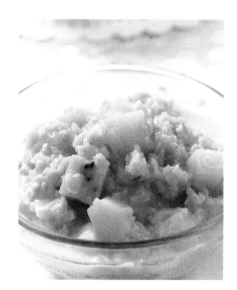

粗细搭配：孕妈妈饮食宜粗细搭配，粗粮中含有比细粮更多的蛋白质、脂肪、维生素、矿物质及膳食纤维，对孕妈妈的身体非常有益。

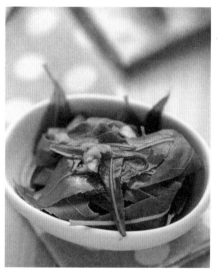

晚餐宜清淡：晚餐如果吃太多油腻、高热量的食物，会难以消化，热量也不易被消耗掉，久而久之还会让孕妈妈的体重直线上升。

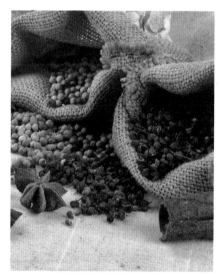

远离热性香料：虽然香料是日常生活中家庭常备的调味料，但因为具有刺激性，且过多食用会造成肠道干燥，诱发痔疮，所以应尽量少吃。

本月依然是胎宝宝骨骼和牙齿发育的关键期，所以要注意补钙。另外这个阶段胎宝宝的大脑开始分区，孕妈妈还要适当摄取蛋白质和硒，以补充胎宝宝大脑发育所需要的营养。

一日三餐 助顺产

促顺产关键营养素

维生素D：维生素D能够促进膳食中钙、磷的吸收和骨骼的钙化，对胎宝宝骨骼发育有利。

硒：随着胎宝宝心脏跳动得越来越有力，孕妈妈每天需要补充50微克硒，来保护胎宝宝心血管和大脑的发育。

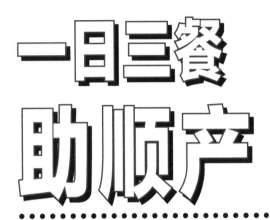

促顺产 明星食材

樱桃：补铁，防治缺铁性贫血。
鸭血：补铁，防治缺铁性贫血。
瘦肉：高蛋白低脂肪，控制体重。
猪肝：含蛋白质、卵磷脂，有利于生长发育。
鸡肝：含钙、铁、锌、维生素A、B族维生素，均衡营养。

松仁鸡肉卷

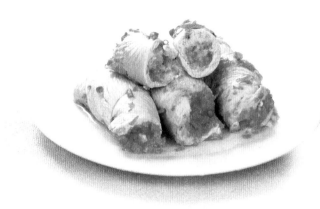

营养功效：松子仁和虾仁中的硒，可促进胎宝宝智力发育。孕妈妈食之可减少疾病，增强体质。

原料	做法
鸡肉100克，虾仁50克，松子仁20克，胡萝卜碎、蛋清、盐、料酒、淀粉各适量。	1.鸡肉洗净，切成薄片。 2.虾仁切碎剁成蓉，加胡萝卜碎、盐、料酒、蛋清和淀粉搅匀。 3.在鸡肉片上放虾蓉和松子仁，卷成卷儿，大火蒸熟即可。

换口味，不换营养

鸡蓉干贝：干贝矿物质的含量远在鱼翅、燕窝之上，能补充钙质，还能保护这一时期胎宝宝心脏和神经系统的发育。

三色肝末

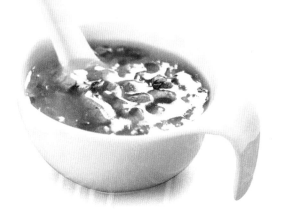

营养功效：此菜品清香可口，明目功效显著，洋葱可补充硒元素，保护胎宝宝心脑发育。

原料

猪肝、西红柿各 100 克，
胡萝卜半根，
洋葱半个，
菠菜 20 克，
肉汤、盐各适量。

做法

1. 将猪肝、胡萝卜分别洗净，切碎；洋葱剥去外皮切碎；西红柿切丁；菠菜择洗干净，用开水烫过后切碎。

2. 分别将切碎的猪肝、洋葱、胡萝卜放入锅内，并加入肉汤煮熟，再加入西红柿丁、菠菜碎、盐，煮熟即可。

换口味，不换营养

芒果柳橙苹果汁：含有丰富的 β - 胡萝卜素、维生素 C 等营养成分，孕妈妈常喝具有健齿明目的作用。

银耳樱桃粥

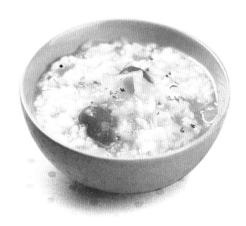

营养功效：樱桃既可防治缺铁性贫血，又可增强体质，健脑益智，非常适合孕妈妈食用。

原料

银耳 10 克，
樱桃 4 颗，
大米 30 克，
冰糖适量。

做法

1. 银耳泡软，洗净，撕成片；樱桃洗净；大米洗净。

2. 锅中加适量清水，放入大米熬煮。

3. 待米粒软烂时，加入银耳和冰糖，稍煮，放入樱桃拌匀即可。

换口味，不换营养

南瓜油菜粥：南瓜中的硒和类胡萝卜素以及油菜中的钙、铁等营养物质，能促进胎宝宝视觉、骨骼和心脏的发育。

助顺产运动：坐山式
保健乳房，矫正胸型

这是一套可以健美乳房，拉伸背部的孕妇操。孕期长期做此套动作，可以消除副乳，有利于促进乳腺的畅通。莲花坐的方式，还可以灵活膝关节，加强双腿肌肉群力量，美化双腿线条。此套动作简单、易操作，怀孕期间可以随时做，如工作间隙、在沙发上看电视时、起床前及睡觉前。

孕妈妈这样做

练习时间：可以随时进行锻炼。

练习次数：不限次数。

辅助工具：孕妈妈可以借助墙壁，稳定平衡后，将背部挺直打开。

注意事项：腿部动作以自己能达到的最标准动作为宜。

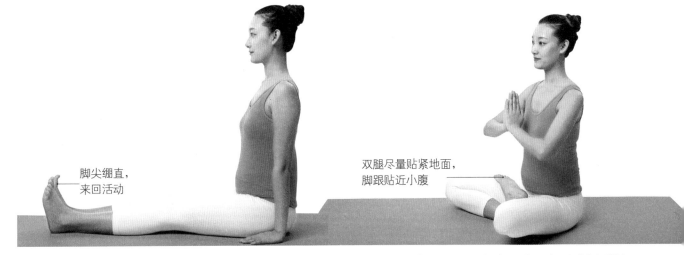

脚尖绷直，来回活动

双腿尽量贴紧地面，脚跟贴近小腹

1 坐在瑜伽垫上，双腿向前伸直，脚尖向身体方向勾，腰背挺直，挺起胸膛，双手放在臀部外侧的地面上，目视前方，以锻炼腿部肌肉。

2 将右脚放在左大腿根部，脚跟抵左侧大腿根部。将左脚脚心向天，尽量放在右大腿根部，双手于胸前合十。

可以健美乳房、拉伸背部、消除副乳，是
有利于缓解乳房胀痛的运动。

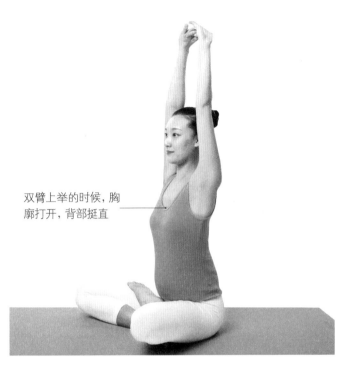

双臂上举的时候，胸
廓打开，背部挺直

3 吸气，十指相交，两臂高举过头顶，尽量向上伸展，
掌心朝上。吸气时，将重心转移至臀部后侧，与脊柱
成一条直线。

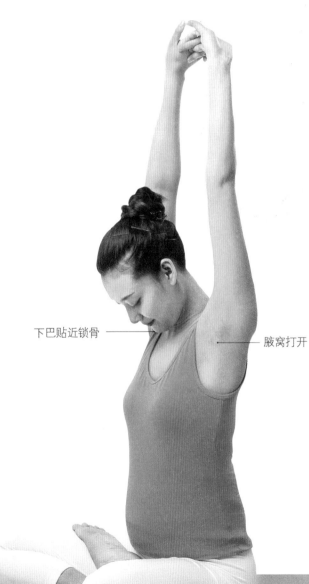

下巴贴近锁骨

腋窝打开

4 呼气，低头，下巴触碰锁骨，背部挺直。保持
片刻，恢复至基本坐姿。每次可以做5~10组，
每做完1组，可以活动肩颈部，如做做耸肩动作，
或颈部向后仰的动作。

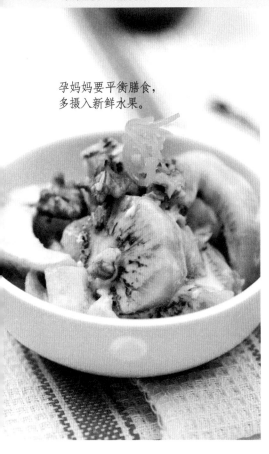

孕妈妈要平衡膳食，多摄入新鲜水果。

孕 6 月

孕 6 月体重管理

保证良好的体质是孕期保健的重点。

定时户外活动： 户外活动可以增强孕妈妈体质，对孕育和分娩都十分有利。如果孕妈妈没有运动的习惯，可以先制订一个宽松的运动计划，保证每天定时进行户外运动，过一段时间后就会养成习惯。

科学饮食： 怀孕并不意味着无节制的饮食，既不能过分滋补，也不能只凭自己的喜好进食，应该平衡膳食，粗细搭配，多摄取新鲜蔬果。

睡眠充足： 每天保证 8~10 小时的睡眠，最好在晚上 9 点多入睡，中午再睡 1 个小时。如果孕妈妈是上班族无法午睡，晚上还应再早些入睡。

注意居室通风： 如果空气质量良好，孕妈妈应坚持每日室内通风，及时打扫房间卫生，清理卫生死角，防止细菌滋生。

注意个人卫生

到医院或人员密集处应戴口罩；饭前便后、外出归来以及打喷嚏、咳嗽和清洁鼻子后，都要立即用流动水和肥皂洗手。

合理饮食，长胎不长肉

有些孕妈妈体重增加了不少，但是做 B 超却显示胎宝宝很小，肉全长在自己身上了；而有些孕妈妈虽然体重没增加多少，但是胎宝宝体重却很正常，让其他孕妈妈羡慕不已，故孕期应注意营养摄入适量。下面就是孕中期的营养摄入标准，孕晚期的标准应适度增加。

营养素	最佳食物来源	摄入量
碳水化合物	小米、玉米、燕麦等	每日 300~500 克
蛋白质	青豆、大豆、豆腐	每日 50 克
铁	猪肝	每周 50~100 克
维生素	绿叶菜、紫甘蓝等深色蔬菜	每日 500 克
脂肪	坚果	每日 50 克
钙	牛奶	每日 250 毫升

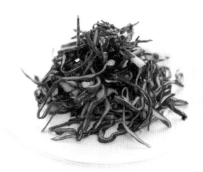

紫甘蓝营养丰富，含维生素 C、维生素 E、B 族维生素等多种维生素，孕妈妈食用可增强免疫力。

盲目进补易超重

本月是胎宝宝迅速发育的时期，胎宝宝除了迅速增长体重外，一些组织器官也在分化、生长，孕妈妈既要保证胎宝宝的正常发育，还要控制自身体重的增长。

孕中期盲目吃很多东西，不仅胎宝宝所需的营养没有得到充足的补充，还会导致孕妈妈体重超标。孕妈妈要根据本月胎宝宝的需要进补，吃一些营养又不易发胖的食物，如芦笋、南瓜等。

摄入热量因人而异

一般来说，在进入孕中期后，孕妈妈每日的热量需求量要比孕早期增加 200 千焦。但是每位孕妈妈的热量增加量并不是都是 200 千焦，这是因为孕妈妈的生活状况不一样。有的孕妈妈是全天在家待产，运动量不大，而有的孕妈妈依然在工作，每日上下班路途中的运动量也相对较大，就要相对多增加一些热量。

视自身情况选择适宜的运动

孕妈妈一定要根据自己以前的运动情况来选择适宜的运动，如果以前一直没有运动，那么可以做一些舒缓的活动，比如散步、孕妇瑜伽等；如果以前孕妈妈一直坚持运动，除了散步、孕妇瑜伽等运动外，还可以游泳，但切记不要做爬山、登高、蹦跳之类的剧烈运动，以免发生意外。

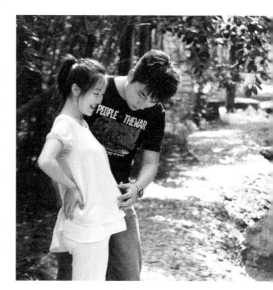

小建议

避免进食高热量饼干和高糖分饮料

吃一些新鲜的糖分较少的水果

减少每天热量的摄入

在工作期间多站起来走动

适度增加运动量

职场孕妈妈控制体重准则

普通职场女性因为久坐，活动量不大，再加上午餐、下午加餐摄入高热量和高糖分的饮食等原因，很容易就长胖了。而处在孕期中的职场孕妈妈在本月还要面对日渐增强的饥饿感，就更容易吃多了，最终导致体重增长过快。

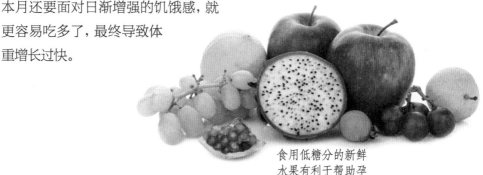

食用低糖分的新鲜水果有利于帮助孕妈妈控制体重。

孕 6 月顺产饮食方案

　　孕 6 月，胎宝宝通过胎盘吸收的营养是孕早期的五六倍，孕妈妈比之前更容易感觉到饿，除了正餐要吃好之外，加餐的质量也要重视，要做到少吃多餐。

吃煮熟的鸡蛋

　　生鸡蛋不但存在沙门氏菌污染问题，还有抗胰蛋白酶和抗生物素蛋白两种有害物。前者会影响蛋白质的消化吸收；后者能与食物中的生物素结合，导致人体生物素缺乏，产生精神倦怠、肌肉酸痛等症状。而鸡蛋经过煮熟，上述两种物质就会被破坏。因而，孕妈妈必须食用彻底煮熟的鸡蛋。

喝煮开的豆浆

　　豆浆必须煮开，煮的时候还要敞开锅盖，煮沸后继续加热 3~5 分钟，使泡沫完全消失，让豆浆里影响蛋白质吸收的成分被完全破坏。每次饮用 250 毫升豆浆为宜，自制豆浆尽量在 2 小时内喝完。

吃全麦食品

　　全麦食品可以让孕妈妈保持充沛的精力，还能提供丰富的铁和锌。因此，专家建议孕妈妈多吃一些全麦饼干、麦片粥、全麦面包等全麦食品。喜欢吃麦片粥的孕妈妈，还可以根据自己的喜好，在粥里面加入一些葡萄干、花生或是蜂蜜来丰富口感。

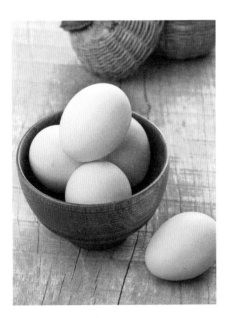

鸡蛋：鸡蛋中的卵磷脂、蛋白质、胆碱，对胎宝宝神经系统和身体发育有益，所以孕妈妈可每天吃一两个熟鸡蛋。

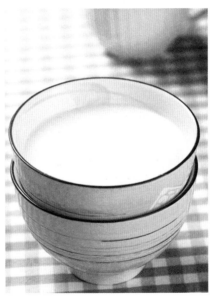

豆浆：豆浆中富含优质蛋白质，且不含胆固醇与乳糖，易被人体吸收，对胎宝宝骨骼发育也有益处。

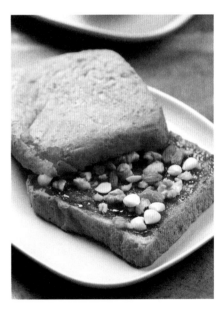

全麦食品：全麦面包可以为孕妈妈提供丰富的铁和锌，搭配上干果之后营养更均衡。

工作餐尽量按时吃

出于职业的缘故，有些孕妈妈无法保证正常上下班或按时吃工作餐等，生活很不规律。即使工作不定时，工作餐也应按时吃，不要贪图方便，吃泡面等一些没有营养的食物。规律的饮食对孕妈妈和胎宝宝的成长是非常必要的。

忌食含铅高的食物

孕妈妈的血铅水平高，可直接影响胎宝宝正常发育，甚至造成先天性弱智或畸形，所以应避免食用含铅高的食物。传统方法制作的松花蛋、爆米花中可能含铅量较高，孕妈妈不能吃。有些餐具中的内贴花可能含铅，应予以注意。

不要用沸水冲调营养品

研究证明，滋补饮品加温至60~80℃时，其中大部分营养成分会发生分解。如果用刚刚烧开的水冲调，会因温度较高而大大降低其营养价值。不宜用开水冲调或服用的营养品有：孕妇奶粉、蛋白质粉、多种维生素复合冲剂等。

吃饭速度不要太快

为了孕育一个健康、聪明的宝宝，吃饭太快的孕妈妈要改变一下自己的饮食习惯了。如果吃饭过快，有些食物咀嚼不够，过于粗糙，会加大胃的消化负担或损伤消化道。另外，由于进食速度过快，消化液无法及时分泌出来，会导致食物在胃部堆积，造成消化不良，营养也无法全面的吸收，而是随着食物残渣一起排出体外。晚饭吃得太快，还会因消化负担影响睡眠。

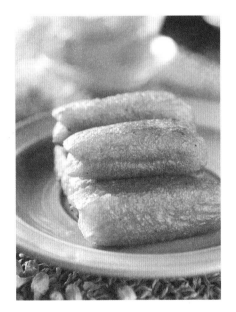

工作餐要挑三拣四：最好不要食用工作餐里的油炸食物；拒绝重口味食物，少吃太咸的食物，以防止体内水钠潴留，引起血压上升或水肿。

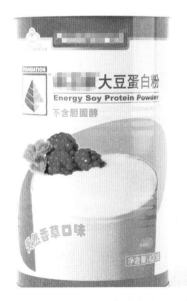

蛋白粉：蛋白质供给不足会影响胎宝宝脑细胞发育，孕妈妈可以适量食用蛋白粉，补充蛋白质的同时还可以增强免疫力。

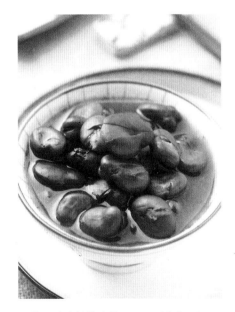

睡前不吃胀气的食物：蚕豆、洋葱、土豆、红薯、芋头和添加木糖醇等甜味剂的饮料及甜点等容易产生胀气的食物，尽量不要在晚餐及睡前食用。

孕 6 月的胎宝宝像一个"小老头"，视网膜和牙胚开始形成，孕妈妈体重在稳步增加，这一时期孕妈妈应注意食用润肠食物，以缓解子宫增大压迫直肠所导致的便秘。

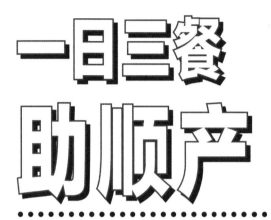

一日三餐 助顺产

促顺产关键营养素

膳食纤维：孕妈妈摄入足够的膳食纤维，能增强自身的免疫力，保持消化系统的健康，还能延缓糖的吸收，降低血糖，预防妊娠糖尿病。

维生素 B_{12}：维生素 B_{12} 是此时期胎宝宝正常生长发育和防治神经脱髓鞘的重要营养素。

促顺产 明星食材

莴笋：富含膳食纤维，治疗便秘。
香蕉：刺激肠蠕动，预防便秘。
芹菜：低脂肪、低糖、高膳食纤维，促进肠道蠕动。
圆白菜：含叶酸、膳食纤维、各种维生素，提高免疫力。
酸奶：含乳酸，清理肠道。

西芹腰果

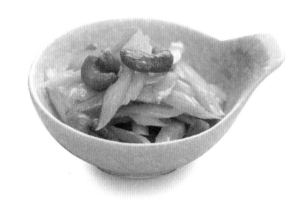

营养功效：腰果富含不饱和脂肪酸、维生素 A、维生素 B_1，能润肤美容，很适合爱美的孕妈妈。

原料	做法
西芹 200 克，腰果 80 克，瘦肉 100 克，葱、蒜、酱油、盐各适量。	1. 葱切段；蒜切末；瘦肉洗净，切片；西芹洗净，切段。 2. 油锅烧热，放入腰果炒熟，捞出。 3. 锅中加少许油，放入瘦肉片，然后加酱油、葱段、蒜末爆香，放入西芹段翻炒。 4. 待西芹炒熟后，放入腰果，调入盐翻炒几下即可。

换口味，不换营养

芝麻圆白菜：圆白菜富含叶酸和膳食纤维，芝麻含有丰富的蛋白质、碳水化合物和维生素 E、维生素 B_1 等，孕期可常吃。

拔丝香蕉

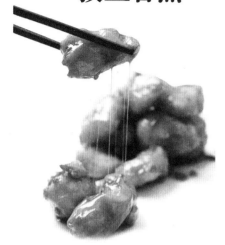

营养功效：香蕉中含有蛋白质、维生素 C、膳食纤维等营养成分，可有效预防孕期抑郁症。

原料

香蕉 2 根，
鸡蛋 1 个，
面粉 100 克，
白糖适量。

做法

1. 香蕉去皮，切块；鸡蛋打匀，加面粉搅匀，调成糊。
2. 油锅烧热，香蕉块裹上面糊投入油中，炸至金黄色时捞出。
3. 另起炒锅烧至五成热时放入白糖，加少许清水，待白糖溶化，用小火慢慢熬至金黄能拉出丝，放入炸好的香蕉块翻炒均匀。

换口味，不换营养

菠萝虾仁烩饭：菠萝有补脾胃、固元气、益气血、养颜等功效，和虾仁一起做烩饭，既开胃又营养，可以为孕妈妈提供充足的维生素和能量。

牛腩炖藕

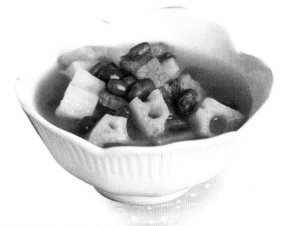

营养功效：莲藕含有较为丰富的碳水化合物，又富含维生素 C 和胡萝卜素，十分适合需要补充维生素的孕妈妈。

原料

牛腩 150 克，
莲藕 100 克，
红豆 30 克，
姜片、盐各适量。

做法

1. 牛腩洗净，切大块，余烫，过冷水，洗净沥干；莲藕去皮洗净，切成块。
2. 将牛腩块、莲藕块、姜片、红豆放入锅中，加适量水，大火煮沸，转小火慢煲 2 小时，出锅前加盐调味。

换口味，不换营养

牛奶梨片粥：此粥不仅营养丰富，还可以补气血、润肠通便，能帮助孕妈妈预防便秘，提升孕妈妈身体的免疫力。

助顺产运动：剪步蹲
加强腿部力量

孕 6 月，孕妈妈腹部凸出明显，看起来更笨重了。此阶段，一切行动都要以安全为主。这套孕妇瑜伽可以加强腿部力量与平衡感，使孕妈妈核心稳定，从而保持更好的孕期姿态。

孕妈妈这样做

练习时间：饭后 2 小时做，以免引起不适。

练习次数：一周可运动两三次。

辅助工具：可使用瑜伽球，也可以用差不多高度的凳子、椅子代替。

注意事项：平衡感较差的孕妈妈要先保持身体平衡，然后尽力将动作做到标准。

准爸爸参与助顺产

保护：此动作需要扶瑜伽球，孕妈妈容易出现重心不稳的情况，准爸爸应时刻在孕妈妈身边，为她保驾护航。

辅助：如果没有瑜伽球，准爸爸可以帮孕妈妈做运动。

引导：对于腿部力量不够的孕妈妈来说，这个动作有一定难度，准爸爸可以引导孕妈妈，不要让她强迫自己做最标准的动作。

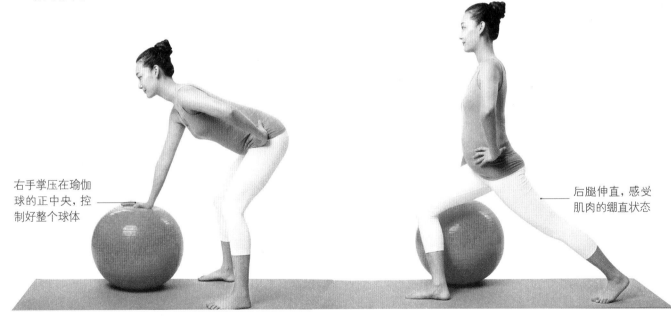

右手掌压在瑜伽球的正中央，控制好整个球体

后腿伸直，感受肌肉的绷直状态

1 双脚分开与髋同宽，保持平行，右手扶球，左手放于髋关节，屈双膝，背部依然保持向上延展，没有塌陷。

2 左脚向后打开 90 厘米左右的开度，脚跟抬起，感觉足弓的力量，吸气，拉伸脊椎向上，背部尽量向上立高，体会抱宝宝的感觉，可保持双腿伸直或微弯曲。

这个动作可以使孕妈妈在每一次的移动中加强腿部力量与平衡感，维持核心稳定，保持更好的孕期姿态。

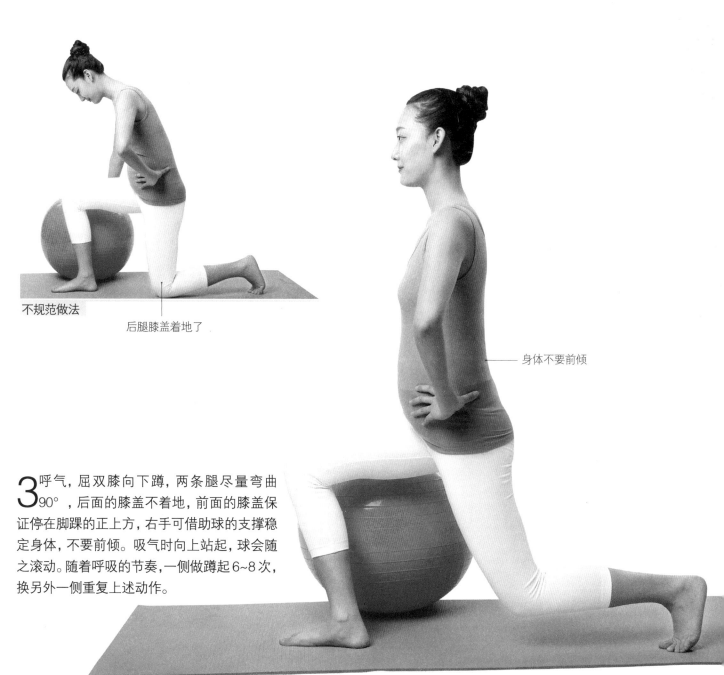

不规范做法

后腿膝盖着地了

身体不要前倾

3 呼气，屈双膝向下蹲，两条腿尽量弯曲90°，后面的膝盖不着地，前面的膝盖保证停在脚踝的正上方，右手可借助球的支撑稳定身体，不要前倾。吸气时向上站起，球会随之滚动。随着呼吸的节奏，一侧做蹲起6~8次，换另外一侧重复上述动作。

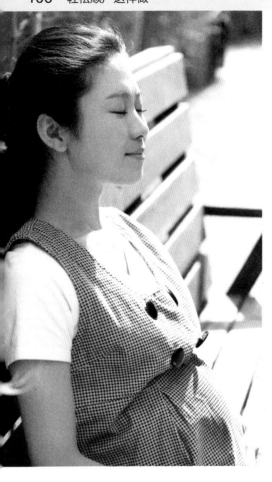

孕 7 月

孕 7 月体重管理

在户外运动的时候可以晒太阳，而正确晒太阳可补充维生素 D，防止孕妈妈缺钙。

不隔着玻璃晒：阳光中的紫外线会被挡在玻璃外，直射入房间的只是红外线及其他光线，不能促进人体合成维生素 D。

冬季晒太阳推荐时间：冬天晒太阳需要在上午 10 点至下午 3 点前，这段时间的气温相对高一些，不容易受凉。遇到大风等恶劣天气时，孕妈妈就不要再出门了，以免受风感冒，得不偿失。

夏季晒太阳推荐时间：夏天晒太阳在上午 10 点前、下午 4 点后，这段时间紫外线会柔和一些。在过于强烈的阳光下直射不仅会晒黑皮肤，长此以往还可能导致皮肤癌，所以要避免在夏季的正午时出门，即使出门也要做好防晒工作。

控制好晒太阳的时长

一般来说，冬天的阳光比较弱，因此冬天可以晒久一点，不应少于 1 个小时。夏天因为阳光太强烈，一般只要晒半个小时就可以了。

体重增长过慢的孕妈妈需注意

虽然孕期大部分孕妈妈控制体重的烦恼在于体重增加过快，但是也有部分孕妈妈体重增加过慢，这也是不利于胎宝宝健康的。

对于体重增长过慢的孕妈妈，平日要采取一些应对措施：

宜	忌
多摄入蛋白质	豆制品、奶类摄入过少
适当摄入高热量食物	偏食、挑食
按时作息	熬夜
心态放松	压力大，长期焦虑
适当运动	过度运动或不运动

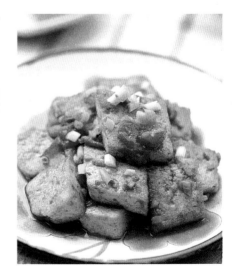

随身携带小零食，防止运动中发生昏厥

孕妈妈切记不可空腹运动，因为空腹运动有可能发生意外。孕妈妈随身携带一些小零食，可防止运动中昏厥。因为运动时心率加快，有些孕妈妈还会微微出汗，如果能量不足，孕妈妈就会眼前发黑、软弱无力。可补充能量的食物有苹果、香蕉、坚果等。苹果含糖量适中，能够提供稳定的能量，比较适合运动中食用；香蕉富含钾，可以降低运动过程中发生肌肉痉挛的风险；坚果除了能提供充足的能量外，其富含的蛋白质、矿物质还能增加饱腹感，提高运动时的耐力。

做到规律饮食

本月孕妈妈更容易感到饥饿，这时候更要注意做到规律饮食，一日三餐及两顿加餐都要定时、定量，不要一感到饿就吃很多零食，这样会影响进食正餐，很容易导致营养摄取不均衡，对胎宝宝和孕妈妈自身的健康都没有好处。

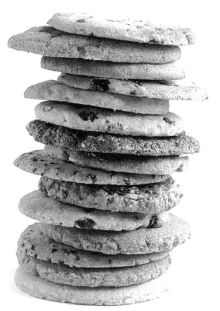

孕妈妈饥饿时，可以吃些饼干，但不能吃太多，更不能影响进食正餐。

控制体重时应少吃的调味品

在烹饪时使用调味品可以让饭菜更香更好吃，也会使孕妈妈食欲大增，孕妈妈很容易在不知不觉的情况下吃多，更容易增重。而且很多调料的热量、盐分偏高，放入太多的调料会让孕妈妈摄入不必要的热量和盐分，不仅造成孕妈妈营养过剩，也会增加患妊娠高血压疾病及水肿的概率。

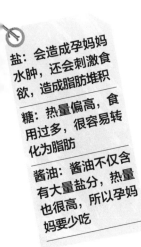

盐：会造成孕妈妈水肿，还会刺激食欲，造成脂肪堆积

糖：热量偏高，食用过多，很容易转化为脂肪

酱油：酱油不仅含有大量盐分，热量也很高，所以孕妈妈要少吃

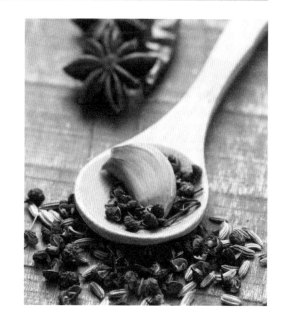

孕 7 月顺产饮食方案

随着孕晚期的到来，孕妈妈的身体负荷越来越重，孕期焦虑、妊娠纹等各种不适也随之而来，此时需要孕妈妈从心理上、身体上进行调整，可以通过饮食来预防或缓解一些身体不适。

适量增加植物油的摄入

本月胎宝宝机体和大脑发育速度加快，对脂质及必需脂肪酸的需求量增加，需及时补充。因此，孕妈妈可适当增加烹调所用植物油，如豆油、花生油、菜籽油等的量。孕妈妈还可吃些花生、核桃、葵花子、芝麻等油脂含量较高的食物，但要控制每周体重的增加在 350 克左右，以不超过 500 克为宜。

选对食物预防焦虑

食物是影响情绪的一大因素，选对食物的确能提神，安抚情绪，改善忧郁、焦虑，孕妈妈不妨在孕期多摄取富含 B 族维生素、维生素 C、镁、锌的食物及深海鱼等，通过饮食的调整来达到抗压及抗焦虑的功效。可以预防孕期焦虑的食物有：鱼油、深海鱼、鸡蛋、牛奶、瘦肉、空心菜、菠菜、西红柿、豌豆、红豆、香蕉、梨、柚子、木瓜、香瓜和坚果类、谷类食物等。

多吃含钙食物防抽筋

从孕 7 月起就要增加钙质的摄入量，每天 1 000 毫克左右。钙质摄入不足有可能引起抽筋。此外，饮食宜多样化，多吃海带、芝麻、豆类等含钙丰富的食物，每天喝 1 杯牛奶，均可有效地预防抽筋。除此之外，还应该适当进行户外活动，多进行日光浴，但忌强烈阳光直射；睡觉时调整好睡姿，采用左侧卧位；伸懒腰时注意两脚不要伸得过直，以免抽筋。

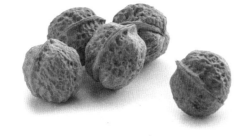

花生、核桃、芝麻等食物油脂含量较高，孕妈妈适量食用对胎宝宝大脑发育有益。

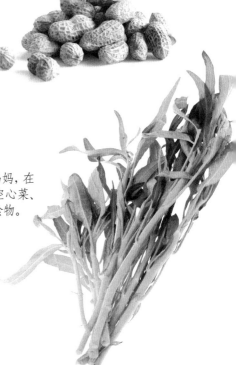

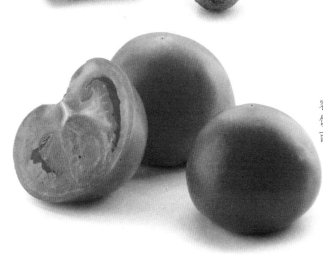

容易焦虑、忧郁的孕妈妈，在饮食上可以多吃一些空心菜、西红柿、香蕉、坚果等食物。

健康孕妈妈也要预防贫血

　　贫血的预防应从多方面入手，注意不要挑食、偏食，膳食要合理。注意孕期营养的平衡摄取，多摄入动物蛋白质，多吃新鲜蔬菜、水果，以增加铁、叶酸和维生素的摄入。

　　已经患上贫血的孕妈妈，要根据病因，补充铁剂、叶酸或维生素 B_{12}。临近预产期时，重度以上的贫血（血红蛋白低于 60 克／升）一般需输血治疗，以免发生因分娩失血而导致孕妈妈休克、胎死宫内等可怕后果。

饮食不要饥饱不一

　　合自己胃口的饮食，有的孕妈妈会吃得过多，这样会导致大量的血液供给到胃部，造成胎宝宝供血不足，影响胎宝宝生长发育。也有的孕妈妈长期饮食过量，会造成胎宝宝发育过大，造成难产。同样，有的孕妈妈由于妊娠反应的干扰，不愿吃饭，可能孕妈妈自己并不觉得饥饿，但实际上因身体不能及时得到营养的供应，也会对胎宝宝生长发育产生不利影响。

不要贪嘴

　　孕妈妈不要因为嘴馋而吃一些不干净的食品，以免引起细菌感染，影响胎宝宝正常发育。平时孕妈妈要避免吃下列食物：太甜的食物及含有人工甜味剂和人造脂肪的食物，包括白糖、糖浆、阿斯巴甜糖果及巧克力、可乐或添加人工甜味素的果汁饮料、水果罐头、人造奶油、冰冻果汁露、含糖花生酱等。

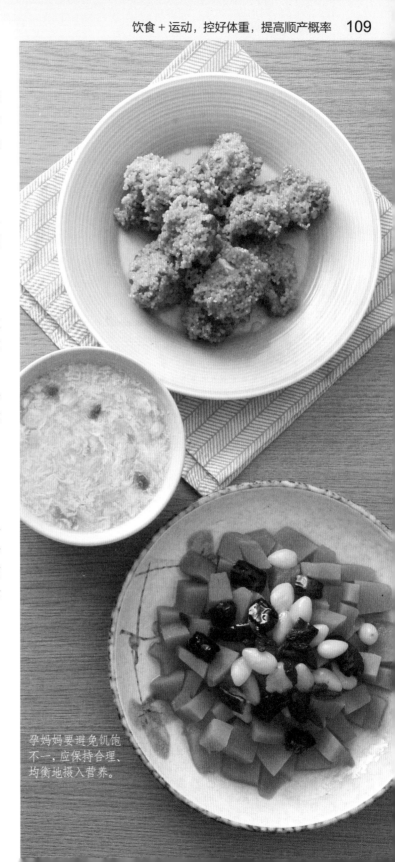

孕妈妈要避免饥饱不一，应保持合理、均衡地摄入营养。

这个月胎宝宝的生长发育、孕妈妈的身体机能的维持等都需要蛋白质和能量。因此，孕妈妈要坚持用正确的方式补充优质的营养，充分摄取蛋白质、B 族维生素和脂肪等。

一日三餐助顺产

促顺产关键营养素

脂肪：脂肪有益于胎宝宝的中枢神经系统发育和维持细胞膜的完整。膳食中如果缺少脂肪，会导致胎宝宝体重过轻，并影响大脑和神经系统发育。

B 族维生素：B 族维生素是个大家族，包括已经强调过的叶酸。B 族维生素能够缓解孕妈妈的紧张情绪，促进胎宝宝神经系统、大脑、骨骼及各器官的生长发育。

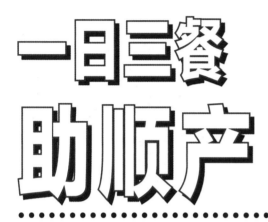

促顺产明星食材

豆浆：含维生素 B_1、维生素 B_2，消水肿。
黄瓜：含多种维生素和微量元素，提高抵抗力，促进新陈代谢。
冬瓜：含维生素 C，清热利尿。
鲤鱼：含蛋白质，全面补充营养。
洋葱：降血压，预防感冒。

虾仁冬瓜汤

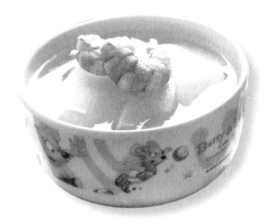

营养功效：此汤不仅补钙，还有预防下肢水肿的作用，可有效地缓解孕期水肿症状。

原料	做法
虾 50 克， 冬瓜 150 克， 姜片、盐、白糖、香油各适量。	1. 虾处理干净，隔水蒸 8 分钟，取出虾肉。 2. 冬瓜洗净，切小块，放入锅中与姜片同煲。 3. 放入虾肉，加盐、白糖、香油略煮即可。

换口味，不换营养

冬瓜蜂蜜汁：冬瓜能有效缓解孕妈妈的水肿症状，且具有出色的美白效果，可以帮助孕妈妈淡化色斑。

鸡脯扒油菜

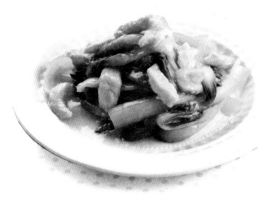

营养功效：鸡肉中含有丰富的蛋白质、钙、铁，油菜中含有烟酸和维生素 C，两种食材可以互相补充，保证孕妈妈的营养。

原料	做法
油菜 200 克，鸡脯肉 150 克，牛奶、盐、葱花、水淀粉、料酒各适量。	1. 油菜洗净，切成长段；鸡脯肉洗净，切块，放入开水中焯烫，捞出。 2. 锅中下葱花炝锅，放入鸡脯肉和油菜翻炒，加入料酒、盐、牛奶，大火烧开，最后用水淀粉勾芡即成。

换口味，不换营养

拌芹菜花生：芹菜中含有丰富的蛋白质、钙、磷、胡萝卜素等，对改善孕妈妈身体内部环境十分有益，让孕妈妈由内而外散发着健康的气息。

银鱼豆芽

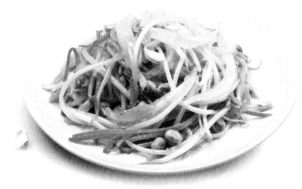

营养功效：银鱼与有润肠通便作用的黄豆芽一起吃，有排毒养颜、缓解疲劳、降低血压的作用。

原料	做法
银鱼 20 克，黄豆芽 300 克，豌豆、胡萝卜丝各 50 克，葱花、盐、白糖、醋各适量。	1. 银鱼汆水沥干；豌豆煮熟。 2. 炒锅加底油，爆香葱花，加黄豆芽、银鱼及胡萝卜丝，略炒后加入煮熟的豌豆，加盐、白糖和醋调成糖醋味。

换口味，不换营养

芪枣枸杞茶：孕妈妈食用芪枣枸杞茶，有助于胎宝宝肝脏的发育，还能补肾健脾，增强孕妈妈的免疫力。

助顺产运动：开心扭转
缓解肌肉酸痛

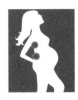

孕7月，孕妈妈的身体重心开始后移，更容易出现腰酸背痛的感觉。做一些舒缓的放松孕妇操，有助于缓解肌肉酸痛，还可按摩内脏，减少便秘的发生。

孕妈妈这样做

练习时间：睡前或下午四五点都可以做。

练习次数：运动次数不限，只要有时间就可以做。

辅助工具：瑜伽垫或硬板床，还可以在膝盖下垫一块毛毯防止膝盖疼痛。

注意事项：孕妈妈要尽可能地伸展身体，但是要量力而行，不必苛求动作完美，以免过度拉伸，引起不适。

手指张开，撑住地面

手臂伸展的动作一定要慢慢来，以自己的承受力为准

1 先进入手膝位支撑身体，手腕在肩膀正下方，两膝在髋关节正下方，骨盆中立位，吸气时打开左腿向左侧，脚趾内收，足弓与右膝对齐，左腿尽量伸直，且脚外侧压向地面，延长脊椎向前。

2 吸气，右手向下用力推向地面，肩膀要拉离耳朵，左手臂向上打开，目光跟着手指尖向上看，在此体会胸廓扩展的畅快与舒适，带领着胎宝宝尽可能地深吸气。

此运动是孕期很少的扭转运动之一，有助于孕妈妈缓解肌肉酸痛，可以按摩内脏，预防便秘发生。

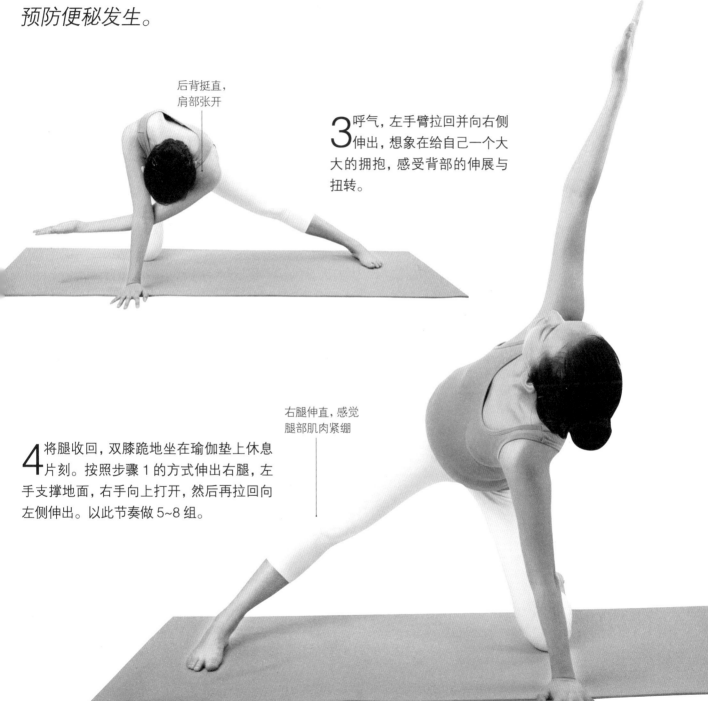

后背挺直，
肩部张开

3 呼气，左手臂拉回并向右侧伸出，想象在给自己一个大大的拥抱，感受背部的伸展与扭转。

右腿伸直，感觉
腿部肌肉紧绷

4 将腿收回，双膝跪地坐在瑜伽垫上休息片刻。按照步骤 1 的方式伸出右腿，左手支撑地面，右手向上打开，然后再拉回向左侧伸出。以此节奏做 5~8 组。

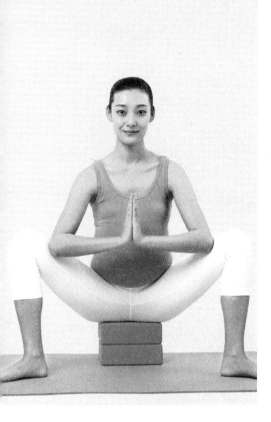

孕 8 月

孕 8 月体重管理

孕晚期做体操时，一定要以安全、舒适为主，不可勉强。每个孕妈妈的身体状况都不相同，所以孕妈妈在运动时要注意自己的身体反馈，发现不适及时停止，否则不但达不到运动效果，反而会使孕妈妈更疲劳，甚至受到伤害。

之前没有运动习惯的孕妈妈要逐渐适应，不要强求，从自己能做的动作开始，逐渐让身体习惯。

每天 10 次为限。无论哪种体操，以每天 10 次为限，不要太苛求自己，要根据自己的身体情况适当调整练习的次数。肚子胀时停止练习。

每天固定一个时间段进行运动，养成习惯，效果会更好。千万不要把所有的运动集中在一天，突然进行大量运动，这样孕妈妈极易感到疲惫。

做体操不宜这样

不宜在没人陪同的情况下做，以免出现不适时，不能得到帮助。
动作一定要缓，没有做过的动作要小心尝试，不可贸然行动。

摄入有量，孕晚期不发胖

孕晚期是体重管理的重点时期，一般 60% 的多余体重都是在孕晚期增长的，所以，孕妈妈一定要在饮食上讲究"少而精"。还要坚持少食多餐的饮食原则，尤其不要在晚上吃得太多，此时孕妈妈的体重增长应控制在每周 500 克左右。

食物种类	摄入量
谷类	300~500 克
蔬菜（深色蔬菜占一半以上）	500~600 克
肉、禽、蛋、鱼	150~200 克
牛奶	500 毫升

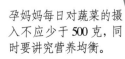

孕妈妈每日对蔬菜的摄入不应少于 500 克，同时要讲究营养均衡。

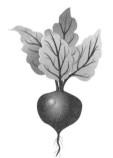

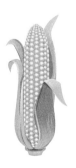

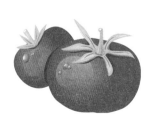

孕晚期运动时防早产

早产对宝宝的生命威胁较大，因为身体未完全发育好，各器官发育不成熟，有可能引起一系列病症和危险，要预防早产，孕妈妈就要在日常生活和工作中多加注意。

不要碰撞腹部

不要到人多的地方或在上下班高峰时外出。孕妈妈被人碰一下就有跌倒的危险，特别是上台阶时，一定要注意一步一步地走稳。不要拿重东西或拿高处的东西，以免碰到腹部。

不要刺激腹部

一般意义上的夫妻生活与早产没有关系，但在孕晚期进行夫妻生活会刺激子宫收缩，因此引起早产，所以应禁止夫妻生活，避免对腹部造成不必要的刺激。

注意静养

不安的情绪、轻度疲劳、烦恼，甚至噪音都可能引起早产，因此孕妈妈要保持精神上的愉快和放松，不要胡思乱想，要注意静养，保证睡眠充足。

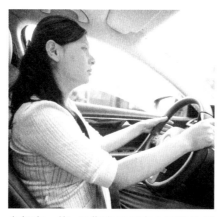

自驾车一族：孕期自己开车上班的孕妈妈，驾驶姿势不能过于前倾，以免腹部受到压迫，引发流产或早产。

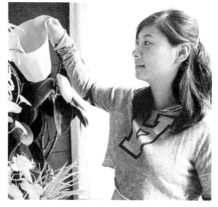

保持精神愉悦：孕妈妈经常保持良好情绪，体内的有益物质会让身体处于最佳状态，有益胎宝宝稳定地生长发育，并且不易发生流产、早产。

孕晚期起床动作要缓慢

到了孕晚期，为了避免发生意外早产，任何过猛的动作都是不允许的。孕妈妈起床时，如果睡姿是仰卧的，应当先将身体转向一侧，弯曲双腿的同时，转动肩部和臀部，再慢慢移向床边，用双手撑在床上，双腿滑到床下，坐在床沿上，稍坐片刻后再慢慢起身站立。

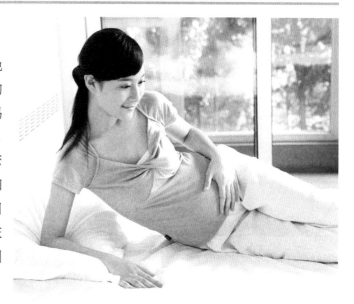

3 招防意外

外出时不要东张西望

不要到人多拥挤的地方去

穿着轻便

孕8月顺产饮食方案

孕8月,胎宝宝体重增加较快,孕妈妈的营养补充要充足。此时孕妈妈的饮食要合理安排,不能营养不良,也不能营养过剩,以免使体重增加过快或过慢。

多吃利尿、消水肿的食物

本月由于胎宝宝增大,压迫孕妈妈的下肢静脉,引起下肢静脉血液回流受阻,有些孕妈妈在这一时期已经开始出现水肿。本月孕妈妈可以多吃一些利尿、消水肿的食物,这些食物既可以提供多种营养素,同时又不会出现服用利尿药物后对孕妈妈和胎宝宝产生的不利因素。

孕妈妈每天坚持进食适量的蔬菜和水果,可以增强机体抵抗力,加速新陈代谢,因为蔬菜和水果中含有人体必需的多种维生素和矿物质,有利于减轻妊娠水肿的症状。

减少主食的摄入量

孕29~40周是孕晚期,胎宝宝生长速度最快,很多孕妈妈的体重仍会急剧增加。这个阶段除正常饮食外,可以适当减少米、面等主食的摄入量,以免自身体重增长过快和胎宝宝长得过大。

喝一点低脂酸奶

益生菌是有益于孕妈妈身体健康的一种肠道细菌,而酸奶的特点就是含有丰富的益生菌。另外,在酸奶的制作过程中,发酵能使奶质中的乳糖被分解为葡萄糖和半乳糖,孕妈妈饮用之后,发生乳糖不耐受的概率会大大降低。

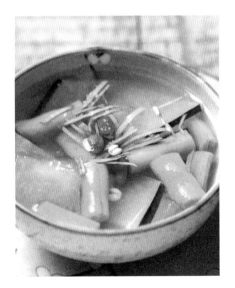

冬瓜枸杞汤:冬瓜枸杞汤热量低,其中冬瓜利尿、帮助消化,还有利于孕妈妈消水肿,所以孕妈妈可常喝。

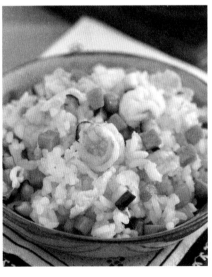

主食摄入多少,做到心中有数:孕妈妈每天主食的摄入量应达到200~300克,怀孕中晚期可达到每天300~350克。

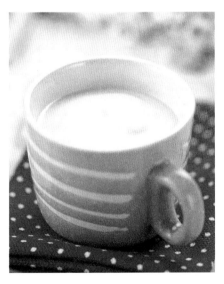

酸奶:酸奶营养价值高,且易于消化吸收,还能促进肠胃蠕动,有助于排便,但孕妈妈不能喝冰酸奶,避免刺激肠胃。

晨起时喝 1 杯温开水

温开水对人体有洗涤作用。如果孕妈妈在早饭前 30 分钟喝 200 毫升的温开水，可以温润肠胃，促进消化液的分泌，以增进食欲，刺激肠蠕动，有利于定时排便，防止便秘和痔疮。

少吃盐，但不能忌盐

虽然孕晚期少吃盐可以帮助孕妈妈减轻水肿症状，但是孕妈妈也不宜忌盐。因为孕妈妈体内新陈代谢比较旺盛，特别是肾脏的过滤功能和排泄功能比较强，钠的流失也随之增多，所以容易导致孕妈妈食欲不振、倦怠乏力，严重时会影响胎宝宝的发育。因此，孕晚期孕妈妈摄入盐要适量，不能过多，但也不能完全限制。

应避免饭后立即吃水果，否则易引起腹胀、腹泻或便秘。

饭后不要立即吃水果

饭后立即吃水果会影响消化功能。由于食物进入胃里需要经过一两个小时的消化才能排出。如果饭后立即吃水果，先到达胃的食物会阻滞对水果的消化，使水果在胃内停留的时间过长，从而引起腹胀、腹泻或便秘，这对孕妈妈的身体很不利。所以孕妈妈要在饭前或饭后半小时吃水果。

不要完全用豆浆代替牛奶

很多孕妈妈不爱喝牛奶，就拿豆浆来代替。这其实是饮食方面的一个误区。豆浆的营养成分根本不能代替牛奶。牛奶主要补充钙质和蛋白质，而且 90% 以上能被人体吸收，这些都是豆浆不能达到的。虽然鼓励孕妈妈在孕期多吃一点豆制品，但不提倡完全用豆浆代替牛奶。即使不爱喝牛奶，为了胎宝宝的健康，孕妈妈也应坚持食用一些奶或奶制品。对牛奶中的乳糖不耐受的孕妈妈可以选择酸奶、奶酪以及孕妇配方奶粉替代。

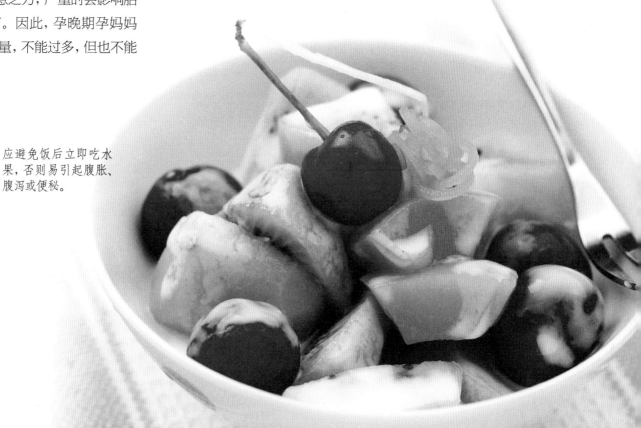

孕 8 月，胎宝宝开始在肝脏和皮下储存脂肪，所以孕 8 月应保证热量的供给。本月营养重点为 α－亚麻酸、碳水化合物、蛋白质、铁。

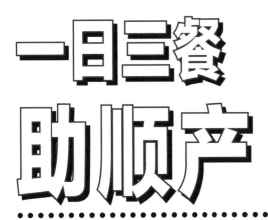

促顺产关键营养素

α-亚麻酸：在怀孕的最后 3 个月，胎宝宝的肝脏可以利用孕妈妈血中的 α-亚麻酸来生成 DHA，帮助大脑和视网膜发育完善。

蛋白质：本月孕妈妈的基础代谢达到高峰，胎宝宝生长速度也增至高峰，孕妈妈应尽量补足因胃容量减小而减少的营养。

促顺产 明星食材

带鱼：含维生素 E，安胎养胎。
苹果：补锌，有利于胎宝宝的大脑发育。
菠菜：富含叶酸，避免早产。
鲫鱼：含 DHA 和卵磷脂，预防早产。
蚕豆：补钙，为顺产储能。

海带丝荞麦面

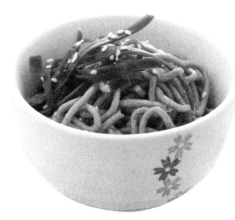

营养功效：荞麦不仅能帮助本月的胎宝宝开始在肝脏和皮下储存糖原及脂肪，还能提升胎宝宝智力水平。

原料	做法
荞麦面 100 克，熟海带丝 50 克，酱油、醋、白糖、白芝麻、盐各适量。	1. 荞麦面煮熟，用凉白开过 2 遍水，待面变凉后，加适量水和酱油、白糖、醋、盐，搅拌均匀。 2. 荞麦面上撒熟海带丝和白芝麻拌匀即可。

换口味，不换营养

香椿苗拌核桃仁：核桃能有效补充 α-亚麻酸，可使本月胎宝宝大脑、视网膜的发育更加完善，让胎宝宝脑聪目明。

板栗扒白菜

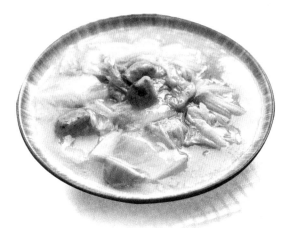

营养功效： 板栗含丰富的维生素和矿物质，不仅能满足孕妈妈的营养需要，还能促进胎宝宝感觉器官的发育。

原料

白菜心1个，
板栗50克，
葱花、姜末、盐各适量。

做法

1. 白菜洗净，切成小片；板栗洗净，放入热水锅中煮熟，取出果肉切块。
2. 油锅烧热，放入葱花、姜末炒香，再放入白菜片与板栗块，最后加盐调味即可。

换口味，不换营养

山药五彩虾仁：此菜品中的蛋白质、维生素含量丰富，能为胎宝宝感觉器官的发育提供全面的营养。

鸭肉粥

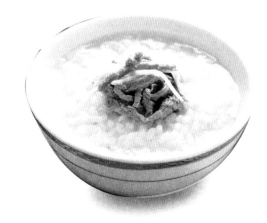

营养功效： 鸭肉可清虚劳之热、补血行水、养胃生津、消肿。此粥特别适合孕晚期腿脚水肿的孕妈妈食用。

原料

大米100克，
鸭肉120克，
葱段、姜丝、盐、料酒各适量。

做法

1. 鸭肉洗净，放入锅中，加入适量清水、料酒和葱段，用中火将鸭肉煮30分钟，取出鸭肉，放凉，切丝。
2. 大米洗净，放入锅中，加入煮鸭肉的高汤，用小火煮30分钟，再将鸭肉丝、姜丝放入锅内同煮20分钟，出锅前放盐调味即可。

换口味，不换营养

冬瓜淮山药腰片汤：冬瓜有清热、消肿、强肾、降压的作用，孕妈妈食用可以有效地预防妊娠高血压疾病。

助顺产运动：单腿侧伸展
释放腰背的压力、锻炼腿部肌肉

此时孕妈妈的肚子更大了，身体重心开始后移，容易出现腰酸背痛的感觉。在此阶段，孕妈妈做一些舒缓的放松孕妇操，如单腿侧伸展运动，锻炼孕妈妈腰部、背部及下肢肌肉，不仅有助于缓解肌肉酸痛，还能提高孕妈妈的产力。

孕妈妈这样做

练习时间：不宜在饭后立即进行，以免压迫胃部，引起不适。
练习次数：根据孕妈妈的生活习惯，每天练习三四次即可。
辅助工具：如果孕妈妈在床上做此动作，应选择较硬的床。
注意事项：做此动作时只要尽自己所能伸展身体即可，以免过度拉伸腹部，引起不适。

准爸爸参与助顺产

观察动作幅度：此运动需要孕妈妈有较好的柔韧性，对于柔韧性较差的孕妈妈来说有一定难度，因此准爸爸要帮助孕妈妈，在保证安全的前提下进行此运动，可以在旁引导孕妈妈，让她不要强迫自己做最标准的动作。

引导：准爸爸可以牵着孕妈妈的手，引导、帮助孕妈妈伸展手臂。

保护：此动作需要孕妈妈完全伸直腿部，不经常锻炼的孕妈妈在收回腿和胳膊的时候会出现重心不稳的情况，准爸爸应在孕妈妈的身后保护她，避免孕妈妈摔倒。

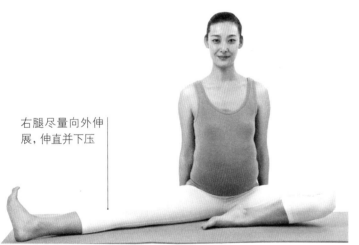

右腿尽量向外伸展，伸直并下压

1 坐立于垫上，屈左膝，将脚跟拉近耻骨的方向，右腿向右侧打开，尽量伸直且向下压，检查脚尖、脚踝、膝盖和大腿面是否都指向上方，双手放于身体后方帮助身体向上坐高。

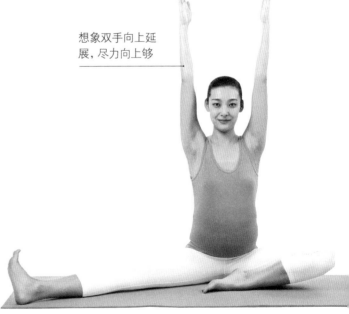

想象双手向上延展，尽力向上够

2 双手尽量高地向上举起，指尖伸直向天空，侧腰与侧肋充分向上延伸。

单腿侧伸展可有效打开腰部、胸部，伸展背部及腿部肌肉，有助于缓解呼吸不畅与背部疼痛，使大腿内侧肌肉变得柔软，为顺产做准备。

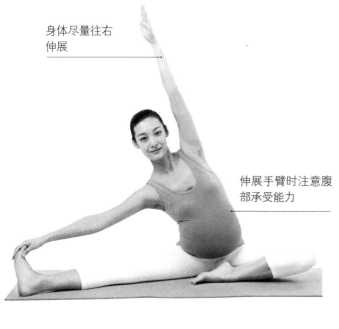

身体尽量往右伸展

伸展手臂时注意腹部承受能力

3 吸气，身体向右腿方向侧弯，用右手食指与中指勾住右脚大脚趾，呼气，左手臂向右上伸展，带动左大臂贴向耳朵的方向，身体拉向右腿的方向，更深地体会伸展。在此姿势可停留 5~8 组呼吸。

4 吸气时，松开手指，向上坐起；呼气时，向屈膝侧扭转上背部，右手和左手分别放于身体前后侧的地面上，尽可能打开肩膀向后展开。保持此姿势，停留 5 组呼吸，然后转回身体。当收回右腿时，用右手拖住膝盖窝，向上抬起再把右腿收回。换另外一侧练习。

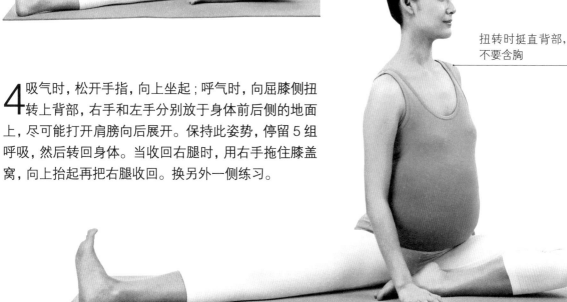

扭转时挺直背部，不要含胸

助顺产运动：门闩式
伸展骨盆

离分娩越来越近，为了促进顺产，孕妈妈应多做一些扩展骨盆的运动。孕妈妈可以经常练习门闩式孕妇操，伸展骨盆的同时，还能使腹部肌肉和器官保持良好的状态。

准爸爸参与助顺产

保护：在进行此动作时准爸爸应时刻保护孕妈妈的安全。

指导：准爸爸可以观察孕妈妈的动作幅度，给孕妈妈相应的指导，帮孕妈妈尽可能地把动作做标准。

孕妈妈这样做

练习时间：睡前、起床前都可以做。

练习次数：一天可运动两三次。

辅助工具：瑜伽球，孕妈妈也可以用稳固的其他物品充当支撑物。对疼痛敏感的孕妈妈，可以在膝盖下垫条毯子。

注意事项：孕妈妈在做动作时要注意保持平衡，以免发生危险。

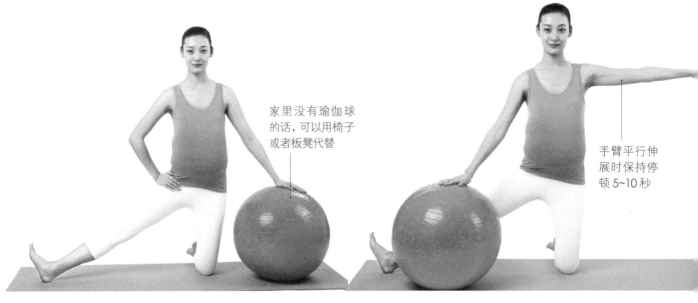

家里没有瑜伽球的话，可以用椅子或者板凳代替

手臂平行伸展时保持停顿5~10秒

1 跪立于瑜伽垫上，左手先扶着球，右手放于髋部，伸直右腿向外打开，脚趾回勾向膝盖方向，脚跟与左膝对齐，左腿小腿胫骨下压，脚踝前侧伸展，背部向上立高。

2 将球推至右手，吸气，打开左手臂，侧平举。

伸展躯干两侧，使腹部肌肉保持良好的状态，减少因孕晚期子宫膨大带来的腹部挤胀感。

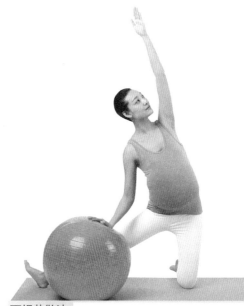

不规范做法

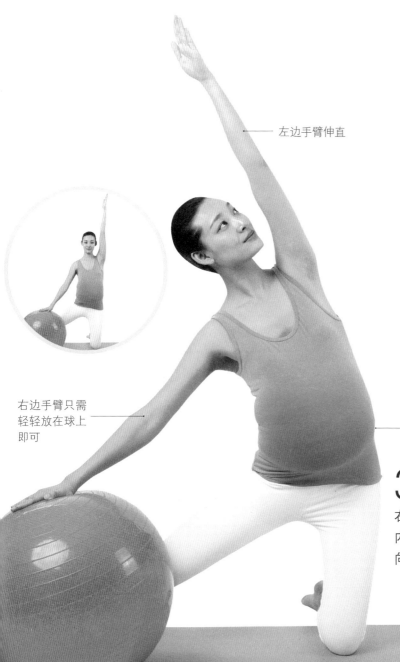

左边手臂伸直

右边手臂只需轻轻放在球上即可

腰部伸展，不要猫腰

3 呼气，左手臂向上伸展，手心向内旋转，同时带动身体向右侧弯曲，右手自然推动球向右侧移动。打开胸廓，向上翻转，眼睛通过手臂内侧向上看，在此停留 3~5 组呼吸，随着吸气向上还原。换另外一侧练习。

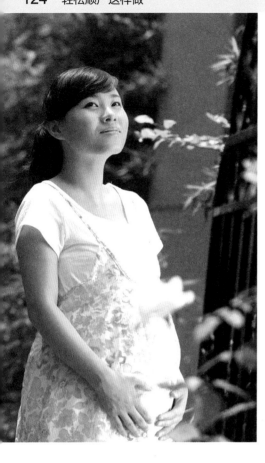

孕9月

孕9月体重管理

除特殊情况，孕妈妈不要停止运动：如果孕妈妈没有胎盘低置、羊水过少等情况，在做好安全防护的基础上坚持进行舒缓的运动是最好的。如果孕妈妈怕出意外，可以让准爸爸或家人陪同，出门散步时也要随身携带手机。

运动增加产力：除了控制体重，孕妈妈还可以通过专项运动进行特定部位的训练，保持肌肉力量，为顺产增加产力，这样可以大大缩短分娩时间，降低分娩难度。

双胞胎孕妈妈与众不同：有很多运动方式不适合怀有双胞胎或多胞胎的孕妈妈，如需要平躺在平面上的运动、耐力运动、热水泡浴和桑拿等。一般建议还是以散步和静养为主。

感冒了也要运动

感冒后到外面走走，呼吸一下新鲜空气，能提高身体的免疫力。但是如果出现发热、胸闷、四肢无力，就应该停止运动，好好休息。需要提醒的是，如果头痛伴随全身发冷酸痛，可能是发热的前期症状，这时就不要再运动了。

大量喝水，体重也跟着飙升

孕晚期，孕妈妈会觉得特别口渴，这是很正常的孕晚期现象，可以适度饮水，最好小口多次喝水，这样做既不会影响正常进食，也不会增加肾脏负担，避免引发水肿情况。水肿会直接导致孕妈妈的体重飙升，但是这种增重对孕妈妈的健康、胎宝宝的发育都没有好处。因此，孕妈妈一定要避免水肿，除了饮食清淡少盐外，还要注意适度喝水。

体重增加过快、过多，要去医院就诊

在本月孕妈妈体重迅速增长是很普遍的，孕妈妈尽量将每周体重增加量控制在0.4千克左右，但如果孕妈妈每周增长的体重超过了0.5千克，不要认为只是这1周自己吃得多了运动少了而已。其实到了孕9月，孕妈妈的体重大幅度、快速增长很可能使孕妈妈和胎宝宝的健康受到威胁，应当尽快去医院就诊，及时检查胎宝宝的情况。

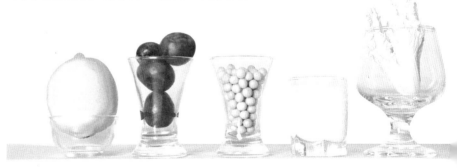

体重控制较好的孕妈妈不要松懈

体重增加量在标准范围内的孕妈妈也不要放松警惕，坚持合理饮食，少吃容易增肥的食物，如蛋糕、薯片等高糖分、高热量的食物；坚持进行适量的舒缓运动，既控制体重也能增强体质，对顺产也有一定帮助。

超重是患妊娠糖尿病的第一诱因

肥胖容易诱发妊娠糖尿病，孕妈妈体重增长过快、过多危害很大，如果过于肥胖，可能会造成妊娠高血压疾病、胰岛素抵抗、血脂异常症，特别是妊娠糖尿病及其并发症。所以孕期一定要将体重控制在合理范围内。孕前超重的孕妈妈，在孕期要合理饮食，让自己的孕期增重比普通孕妈妈少一些，这样才能避免妊娠糖尿病的发生。

运动有助于降糖

孕晚期是妊娠糖尿病的高发期，此时适当运动，不但有利于控制血糖，还可防止体重过度增加，对母子的健康都有利。患妊娠糖尿病的孕妈妈应选择比较舒缓、有节奏的运动项目，如散步、缓慢的体操、太极拳等。

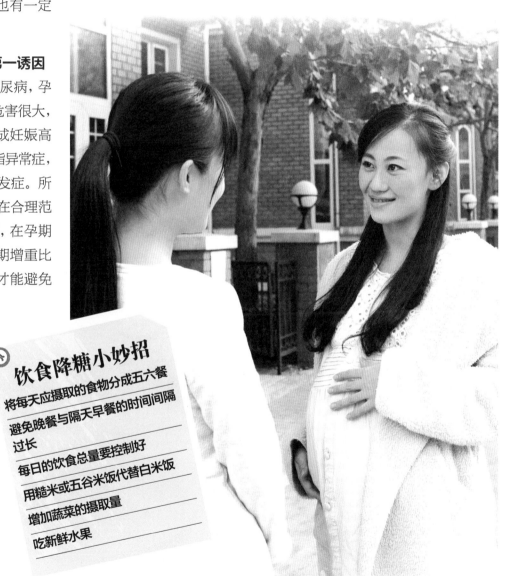

饮食降糖小妙招

将每天应摄取的食物分成五六餐

避免晚餐与隔天早餐的时间间隔过长

每日的饮食总量要控制好

用糙米或五谷米饭代替白米饭

增加蔬菜的摄取量

吃新鲜水果

孕9月顺产饮食方案

这个月主要是为分娩做准备，一方面为自身提供足够的能量，另一方面还要保证胎宝宝的营养需求，保证胎宝宝的体重适宜，出生体重过高或过低，都会影响宝宝的生存质量和免疫功能。

适量吃麦片

麦片不仅可以让孕妈妈一上午都精力充沛，还可帮助调节体内胆固醇水平。孕妈妈可以按照自己的喜好在煮好的麦片粥里加一些果仁、葡萄干或蜂蜜。由于燕麦中膳食纤维含量高，麦片具有一定的促进肠道蠕动的作用，所以尤其适合有便秘症状的孕妈妈食用。

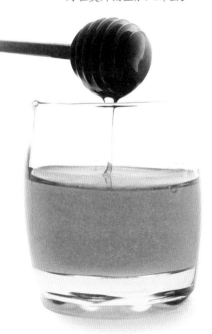

适量吃麦片可以补充能量，孕妈妈也可以按照自己的喜好在麦片粥里加入蜂蜜。

保持营养均衡，防高危妊娠

避免高危妊娠需要保持营养均衡。营养不良、贫血的孕妈妈所分娩的新生儿，体重一般会比正常者轻，故应给予足够的营养。对伴有胎盘功能减退、胎儿宫内生长迟缓的孕妈妈，应给予高蛋白、高能量的饮食，并补充足量的维生素和钙、铁等。另外，卧床休息也可改善子宫胎盘的血液循环，减小水肿和怀孕对心血管系统造成的负担。

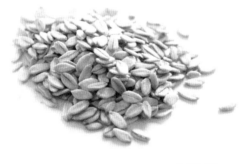

最好不要吃夜宵

有些孕妈妈为了补充营养，喜欢吃夜宵。其实，吃夜宵不但会影响睡眠质量，还会诱发肥胖，导致产后恢复能力差。

夜晚是身体休息的时间，吃夜宵之后，容易增加胃肠道的负担，让胃肠道在夜间无法得到充分的休息，而且也可能会影响孕妈妈的睡眠质量，因此孕妈妈吃夜宵要谨慎。

警惕食物过敏

有过敏体质的孕妈妈可能会对某些食物过敏，这些食物经消化吸收后，从胎盘进入胎宝宝的血液中，可能会影响胎宝宝的发育成长，还有可能损害胎宝宝的器官。所以，孕妈妈一定要警惕食物过敏，一旦发现过敏就不要再食用。

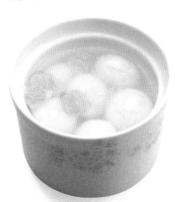

孕妈妈最好不要吃夜宵，既会增加肠胃负担，影响睡眠质量，还易导致肥胖。

少吃高脂肪食物

　　孕晚期，因为内分泌发生变化，导致胃酸反流，刺激食管下段的痛觉感受器，会引起灼热感。此外，怀孕时巨大的子宫、胎宝宝对胃有较大的压力，肠胃蠕动速度减慢，胃液在胃内滞留时间较长，也容易使胃酸反流，引起胃灼热。所以，孕妈妈每餐吃完之后，会觉得胃部发麻，有灼热感，有时甚至加重为烧灼痛。因此，孕妈妈在日常饮食中要避免吃得过饱，少吃高脂肪食物，不吃口味重或煎炸的食物，以减轻胃的负担和不适。

不要为了控制体重而拒绝吃荤

　　对于孕妈妈来说，牛磺酸是必不可少的营养素之一，但是素食的牛磺酸含量很少，只吃素食必然造成牛磺酸的缺乏。如果缺乏牛磺酸，会对孕妈妈自身及胎宝宝的视力产生影响。因此，为了胎宝宝视力的正常发育，孕妈妈可适当食用些鲜鱼、鲜肉、鲜蛋、虾、牛奶等含牛磺酸的食物，以免造成孕妈妈和胎宝宝的视力异常。

不吃膨化食品

　　膨化食品如薯片、雪饼、虾条等，主要由淀粉、糖类和膨化剂制成，且多数膨化食品具有高油脂、高热量、高糖等特点，蛋白质、维生素和膳食纤维的含量比较少，多吃不仅会影响孕妈妈的正常饮食，还容易导致肥胖。有些非正规厂家生产的膨化食品还有重金属超标的可能，对孕妈妈和胎宝宝更是百害而无一利。因此，孕妈妈最好不吃膨化食品。

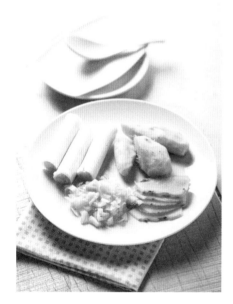

胃灼热，这些食物不宜吃： 出现胃灼热，切忌食用韭菜、葱、蒜之类的食物，因为这些食物会对肠胃造成强烈的刺激。

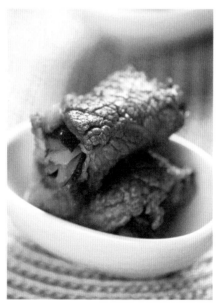

荤素搭配： 有些孕妈妈吃过多的荤菜导致体重超标，有的孕妈妈则拒绝吃荤，都是不对的，荤素搭配才有利于摄入均衡的营养。

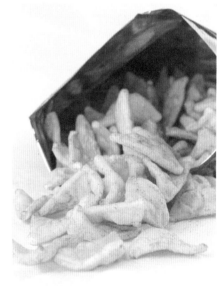

膨化食品不要吃： 膨化食品多盐、多糖、多味精，虽酥脆美味，但其中所含营养成分较少，且不利于孕妈妈控制体重。

到了孕9月,孕妈妈就进入了准备分娩期,此时就要开始为顺产做准备了。孕妈妈应注意补充碳水化合物、蛋白质、锌、铜,为顺产储备能量。

一日三餐助顺产

促顺产关键营养素

锌:锌可以在分娩时促进子宫收缩,使子宫产生强大的收缩力,有助于将胎宝宝推出子宫,辅助缩短产程。

铜:足量的铜有助于保持胎膜的弹性与可塑性,如果铜含量低,则易导致发生胎膜早破。

促顺产明星食材

黑豆:补铜,防早产。
蘑菇:补锌,增强产力。
鸡肉:增强体力,为顺产储能。
莴苣:增强消化功能,为顺产补充能量。
海带:含维生素 B_1、碘,促进顺利分娩。

西红柿培根蘑菇汤

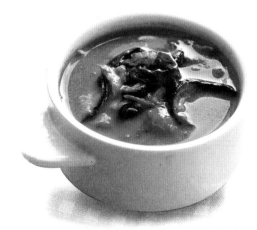

营养功效:西红柿培根蘑菇汤含有丰富的蛋白质、锌、膳食纤维等营养成分,补充产力的同时还可改善孕妈妈孕晚期的便秘情况。

原料

西红柿 150 克,
培根 50 克,
蘑菇、面粉、牛奶、紫菜、盐各适量。

做法

1. 培根切碎;西红柿去皮后搅打成泥,与培根碎拌成西红柿培根酱;蘑菇洗净切片;紫菜撕碎。

2. 锅中加面粉煸炒,放入蘑菇片、牛奶和西红柿培根酱,加水调成适当的稀稠度,加盐调味,撒上紫菜碎即可。

换口味,不换营养

西红柿炖牛肉:西红柿炖牛肉含有丰富的锌,可增加孕妈妈分娩时子宫的收缩力,还能为孕妈妈补充造血必需的铁元素,预防贫血。

什锦海鲜面

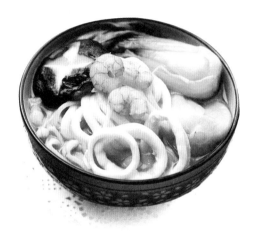

营养功效：*此面含有硒、碘、锰、铜等矿物质，可以补充脑力，加速排毒，增强孕妈妈体力，让分娩更加轻松。*

原料

面条、虾仁各50克，
鱿鱼1条，
香菇1朵，
黄豆芽、油菜段各30克，
葱段、盐各适量。

做法

1.虾仁洗净；鱿鱼切成圈；香菇洗净，切片。

2.油锅烧热，炒香葱段，放入香菇片和适量水煮开，拾出葱段。

3.再放入鱿鱼圈、虾仁、黄豆芽、油菜段煮熟，加盐调味后盛入碗中。

4.面条煮熟，捞起放入碗里即可。

换口味，不换营养

香菜拌黄豆：黄豆中含有少量锌、铜，能降低孕妈妈早产、难产的概率。同时能帮助胎宝宝储存一部分钙，以供出生后所用。

秋葵拌鸡肉

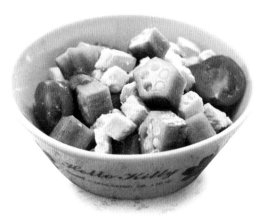

营养功效：*清脆爽口的秋葵热量低，鸡肉脂肪含量低、蛋白质含量较高，有控制体重、增强体力的功效。*

原料

秋葵5根，
鸡胸肉100克，
圣女果5个，
柠檬半个，
盐、橄榄油各适量。

做法

1.洗净秋葵、鸡胸肉和圣女果。

2.秋葵焯烫2分钟，捞出、浸凉，去蒂、切小段；鸡胸肉煮熟，捞出沥干，切成小方块；圣女果对半切开。

3.将橄榄油、盐放入小碗中，挤入几滴柠檬汁，搅拌均匀成调味汁。

4.切好的秋葵、鸡胸肉和圣女果放入盘中，淋上调味汁即可。

换口味，不换营养

红烧鲤鱼：鲤鱼的蛋白质不但含量高，而且质量佳，不仅适合孕妈妈补充体力，还是补充蛋白质的好选择。

助顺产运动：巴拉瓦伽扭转

缓解后背疼痛的症状

 巴拉瓦伽孕妇操通过身体的扭转作用于孕妈妈的胸椎和腰椎，从而使背部柔软灵活，可改善背部僵硬、疼痛的症状，还可以使孕妈妈呼吸更顺畅。刚开始练习时只要感受到作用到了胸椎和腰椎就好。

准爸爸参与助顺产

引导： 准爸爸参与到此运动中来，引导孕妈妈掌握节奏，挺直背脊。

安全： 此时孕妈妈的腹部比较大，准爸爸要时刻观察孕妈妈的状况，一旦出现问题，及时停止运动，扶孕妈妈去休息。

孕妈妈这样做

练习时间：睡前、工作间隙都可以做。

练习次数：一天可运动两三次。

辅助工具：瑜伽砖或毛毯。此动作也可以坐在椅子上完成，回转时手臂可以转至椅子中线部位。

注意事项：如果孕妈妈在运动的过程中觉得呼吸较为不畅，应先停止动作，做几次深呼吸再进行。

这个动作可以坐在凳子上完成

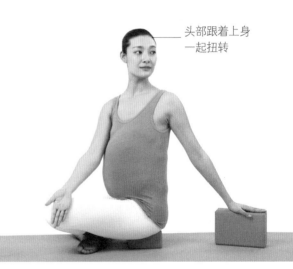

头部跟着上身一起扭转

1 双手支撑身体，坐在瑜伽垫上，瑜伽砖放于右侧臀部下方，双脚盘起，坐在瑜伽砖上，右脚在左腿下方，脚心向上，左脚交叉放于右腿下方，保持双脚向下推地的力量，身体向上立高，同时左侧坐骨向下，准备一个支撑物在身体后侧；吸气，手臂向上伸展。

2 呼气，身体向左侧扭转，双手分别放于左腿大腿外侧和身体后侧的支撑物上。再次吸气，双手找到推腿和支撑物的力量，使脊椎上提，呼气，带动身体向后扭转，两肩放松，胸廓上提，颈部尽可能地扭转向后。保持5~8组呼吸后随吸气收回。换另外一侧。

助顺产运动：坐角式
改善骨盆的血液循环

这套动作可以强健骨盆区域和下背部的肌肉，改善骨盆和腹部的血液循环。注意，如果在孕36周之前胎宝宝已入盆，请不要练习此体式；如果在孕32周时胎宝宝依然是臀位，也请不要再练习。

准爸爸参与助顺产

引导：因为肚子隆起，孕妈妈的动作可能不太灵活，准爸爸可以帮助孕妈妈将双腿摆到合适的位置。

辅助：准爸爸可以在孕妈妈身后扶着孕妈妈，或者帮孕妈妈按摩双腿或肩膀等。

孕妈妈这样做

练习时间：睡前、起床前都可以做。

练习次数：每天可练习一两次。

辅助工具：瑜伽砖和瑜伽垫。如果没有瑜伽砖，可以用硬点的枕头或者板凳代替。

注意事项：在做此运动前先咨询医生，胎宝宝提前入盆和胎位不正的孕妈妈不适合做。

1 坐在瑜伽垫上，双腿向两侧打开，从大腿内侧向脚跟拉伸，双腿有力地下压地面，脚跟也尽力下压，不离开地面，双手放于身后，手指尖点地。此动作可在臀部下方垫毛毯或者背部靠墙来完成。保持轻柔的呼吸5~8组。

如果柔韧性不够好的话，双脚可以不用拉得太开

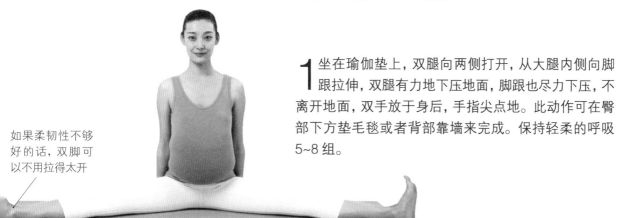

2 如果感觉此坐姿相对轻松，可以在呼气时带动身体向前，双手撑于地面上或是用瑜伽砖来支撑。在此体式保持呼吸5~8组或者更长一些时间。在吸气时，用双手推地面向上坐起，同侧手放于膝盖下方将双腿收回。

如果没有瑜伽砖，可以用硬点的枕头或者板凳代替

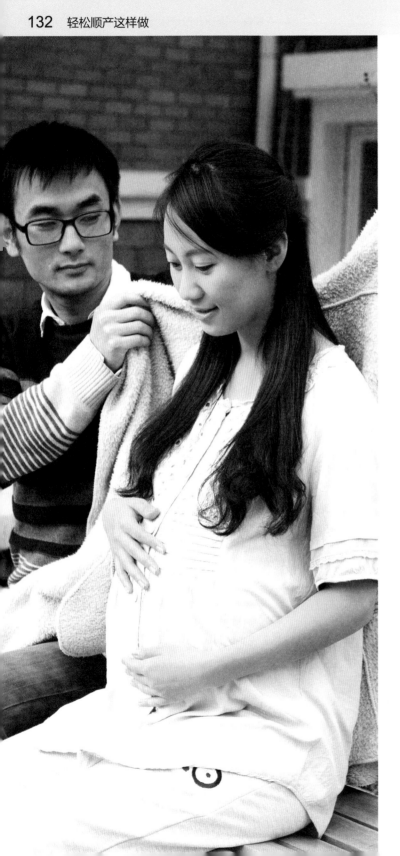

孕 10 月

孕 10 月体重管理

月初继续控制体重：这是孕期的最后一个月，孕妈妈的体重会达到最高点，不过此时孕妈妈仍然不能放纵自己，还是需要控制体重。

放松不是放纵：在逐渐临近预产期时，孕妈妈可以适当放松对体重的控制，但是不能暴饮暴食，应当以增加体力为主，可以吃低脂肪、高蛋白质的食物，如鸡肉、鸭肉、鱼等食物。

时刻关注胎宝宝的情况：如果孕妈妈只是轻微地运动，胎宝宝就动得很厉害，休息后，胎动明显减少，说明胎宝宝是喜欢这项运动的。如果孕妈妈加大了运动量，心跳加快，胎动也变得剧烈，就要马上停止运动。

选择慢节奏的运动方式：临近预产期时，孕妈妈的肚子已经到达极限，所以在选择运动的时候，应选择比较舒缓、有节奏的运动项目，如散步、缓慢的体操、太极拳等，且最好有家人陪同。

分娩当天吃些巧克力

分娩当天的饮食应以能快速补充体力的食物为优，如吃些巧克力。巧克力可以缓解孕妈妈的紧张，保持积极情绪，同时可以为孕妈妈提供足够的热量。

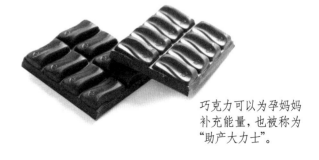

巧克力可以为孕妈妈补充能量，也被称为"助产大力士"。

远离夸张的分娩信息

孕期在学习孕产知识时，孕妈妈就应该尽量避免看那些过于夸张的分娩画面和节目，避免点击具有明显"噱头"形式的分娩视频；也请告诉周围的亲朋，不要讲那些负面的消息和故事。其实，孕妈妈只要抱着"船到桥头自然直"的想法，身体的本能自然会带领孕妈妈度过这段时期。

勿大量吃膳食纤维控制体重

膳食纤维能够促进肠道蠕动，清除体内废物，防止脂肪堆积，对孕妈妈控制体重有帮助。但是到了即将分娩的孕10月，孕妈妈最好不要大量进食膳食纤维来控制体重，因为这一时期胎宝宝已经长得很大了，肠胃因被挤压已经感觉不适，如果孕妈妈再大量食用富含膳食纤维的食物，强迫肠道蠕动，很有可能引起腹胀、产气过多，甚至发生腹痛和梗阻。

孕10月摄入膳食纤维应适量，并且可以用富含膳食纤维的食物搭配富含碳水化合物的主食一起食用，如粗粮粥、糙米饭等，烹饪时注意做到食物软烂、易消化。

准爸爸陪孕妈妈做运动

随着体重的增加，孕妈妈肚子越来越大，身体懒懒的，不愿意运动。这时，准爸爸可要做好监督和陪练的工作。因为孕妈妈进行适当的运动既能控制体重，又能提高身体的免疫力，还能改善孕期的各种不适。早上起床后，或者晚饭后，陪孕妈妈做做孕妇操或瑜伽，哪怕只是简单地散散步，都能起到锻炼的作用。

盲目爬楼梯对健康无益

有许多孕妈妈认为"爬楼梯有助于顺产"，所以一怀孕就开始爬楼梯，可是这对顺产真的有帮助吗？

孕产专家表示：首先，上下楼时，人的膝盖弯曲，承受的压力是正常行走的3倍，加之孕晚期体重较重，所以对膝关节不利；其次，为了保持平衡，孕妈妈上下楼梯时身体会微倾，腰椎和腹部的压力增大，会对胎宝宝造成压力。所以孕妈妈在孕晚期不可盲目爬楼梯。

深蹲助顺产

深蹲可以锻炼腿部肌肉，能增强子宫将胎宝宝推出的力量，宫缩时做深蹲还有助于减轻疼痛。深蹲在控制体重上也有不错的效果，可以防止脂肪在腿部堆积。但深蹲的速度要慢，力度要轻柔，如有不适立即停止运动。

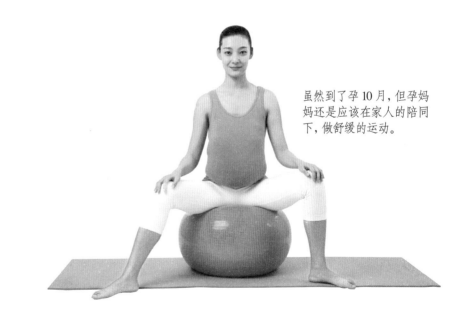

虽然到了孕10月，但孕妈妈还是应该在家人的陪同下，做舒缓的运动。

孕 10 月顺产饮食方案

怀胎十月，就要和宝宝见面了，孕妈妈的心情一定很复杂，既有与宝宝见面的惊喜期待，又有对分娩的恐惧不安。此时对于孕妈妈来说，最重要的就是饮食要有规律，情绪要稳定，这是顺利分娩的有力保证。

饮食重质不重量

这个月的饮食更应该重视质量，而不是数量。尤其不用额外地进食大量补品，孕期增重过多的孕妈妈还应该适当限制脂肪和碳水化合物等热量的摄入，以免胎宝宝过大，影响顺利分娩。食物以口感清淡、容易消化的为佳，多吃一些对生产有补益作用的食物，比如吃西蓝花、紫甘蓝、麦片和全麦面包可以获得维生素 K，在血液凝结的过程中必不可少；多吃豆类、糙米、牛奶、动物内脏就可以补足硫胺素（维生素 B_1），避免产程延长。

临产前保证高能量

孕妈妈营养要均衡，体重以每周增加 300 克左右为宜。在临近预产期的前几天，适当吃一些热量比较高的食物，为分娩储备足够的体力。分娩当天应该选择能够快速吸收、消化的高糖或淀粉类食物，以快速补充体力，不宜吃油腻、蛋白质过多、难以消化的食物。

坚持少食多餐

进入怀孕的最后一个月了，孕妈妈要坚持少食多餐的饮食原则。因为此时胃肠很容易受到压迫，从而引起便秘或腹泻，导致营养吸收不良或者营养流失。所以，一定要增加进餐的次数，每次少吃一些，而且应吃一些口味清淡、容易消化的食物。越是接近临产，就越要多吃些含铁质的蔬菜，如菠菜、紫菜、芹菜、海带、木耳等。要特别注意进食有补益作用的菜肴，这能为临产积聚能量。

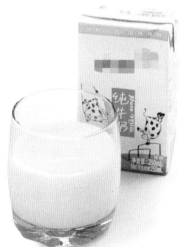

坚持少食多餐，减少对肠胃的压迫，同时为临产储备能量。

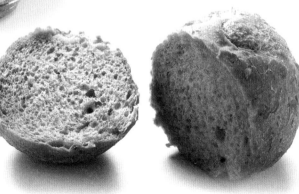

紫甘蓝中的维生素 K，也叫凝血维生素，对孕妈妈和胎宝宝都有益处，可常吃。

多吃利于稳定情绪的食物

此时孕妈妈的心情一定很复杂，既有"即将与宝宝见面"的喜悦，也有面对分娩的紧张不安。对孕妈妈来说，最重要的是生活要有规律，情绪要稳定。因此，孕妈妈要多摄取一些能够帮助自己缓解恐惧感和紧张情绪的食物，如富含叶酸、维生素 B_2、维生素 K 的圆白菜、胡萝卜等均是对这方面有益的食物。此时孕妈妈也可以摄入一些谷类食物，这些食物中的维生素可以促进孕妈妈产后乳汁的分泌，有助于提高宝宝对外界的适应能力。

产前不要暴饮暴食

分娩时需要消耗很多能量，有些孕妈妈在孕期就暴饮暴食，过量补充营养，为分娩做体能准备。其实不加节制地摄取高营养、高热量的食物，会加重肠胃的负担，造成腹胀，还会使胎宝宝过大，在生产时往往造成难产、产伤。孕妈妈产前可以吃一些少而精的食物，如鸡蛋、牛奶、瘦肉、鱼虾和豆制品等，保证营养又防止胃肠道充盈过度或胀气，以便顺利分娩。另外，在这个月里，胎宝宝的生长发育已经基本成熟，孕妈妈应该停止服用钙剂和鱼肝油，以免加重代谢负担。

不吃难消化的食物

临产前，由于宫缩的干扰和睡眠的不足，孕妈妈胃肠道分泌消化液的能力降低，吃进的食物从胃排到肠道里的时间由平时的 4 小时增加到 6 小时左右。因此，产前最好不吃不易消化的食物，否则会增加胃部的不适。

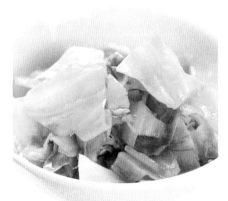

清炒圆白菜：清炒圆白菜清淡适口，富含叶酸、维生素 B_2，营养丰富，且不会让孕妈妈体重飙升。

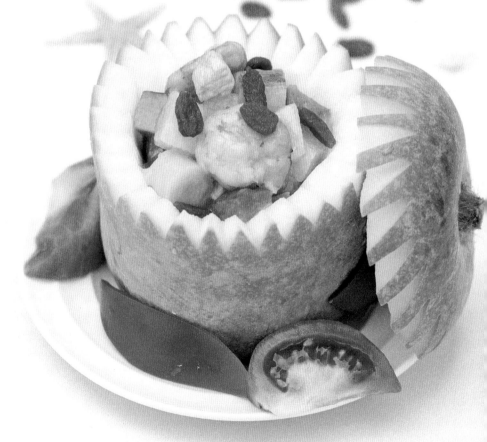

本月胎头开始或者已经进入孕妈妈的骨盆入口或骨盆中，做好了离开子宫的准备。孕妈妈要开始注意热量的补充，为顺产储备能量。

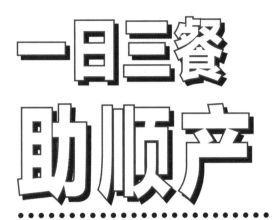

一日三餐助顺产

促顺产关键营养素

维生素 K：维生素 K 有"止血功臣"的美称，可预防宝宝出生后因维生素 K 缺乏而引起的颅内、消化道出血。

铁：本月除胎宝宝自身需要储存一定量的铁之外，还要考虑到孕妈妈在生产过程中会失血。

促顺产明星食材

红枣：补铁，补血，除烦去躁。
香瓜：含糖，缓解紧张情绪。
柚子：含维生素 C、膳食纤维，增加体力。
牡蛎：补锌，为分娩助力。
薏米：刺激子宫收缩，利于分娩顺利进行。

京酱西葫芦

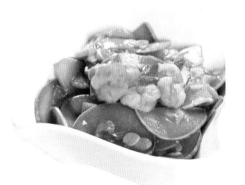

营养功效：西葫芦含水量高，热量低，并且含钾、维生素 A、维生素 K 等，特别适合孕妈妈在孕晚期食用。

原料	做法
西葫芦 300 克，虾仁 30 克，枸杞子 1 小把，盐、料酒、甜面酱、水淀粉、姜末、高汤各适量。	1. 西葫芦洗净，切成厚片。 2. 锅中倒入姜末、虾仁翻炒，加甜面酱继续翻炒，然后倒入高汤，依次放入料酒、盐，再放入西葫芦。 3. 待西葫芦煮熟后放入枸杞子，用水淀粉勾芡，小火收干汤汁即可。

换口味，不换营养

凉拌木耳菜花：菜花质地细嫩，味甘鲜美，是很好的血管清理剂，还富含维生素 K，可防止孕晚期和分娩时的出血。

麻酱油麦菜

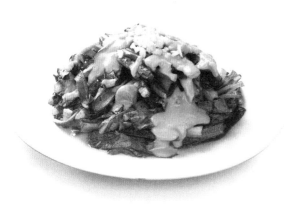

营养功效：油麦菜的膳食纤维丰富，而芝麻酱内铁的含量非常丰富，同油麦菜一起凉拌食用，既能帮助孕妈妈消化，又能补充钙质。

原料

油麦菜 200 克，
盐、蒜、芝麻酱各适量。

做法

1. 油麦菜洗净，切长段备用；芝麻酱加入凉开水稀释，搅拌成均匀的麻酱汁，加盐调味；蒜切碎末备用。
2. 将调好的芝麻酱淋在油麦菜段上，撒上蒜末即可。

换口味，不换营养

小米山药粥：山药味甘，性温，能健脾益胃、助消化；小米味甘，补脾胃，缓解消化不良、肢体乏力等，可强健身体，帮助消化，让孕妈妈拥有好胃口。

雪菜肉丝汤面

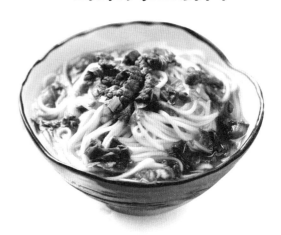

营养功效：此汤面易消化，能为孕妈妈提供热量和营养。常吃瘦肉可帮助孕妈妈补充钙质，预防腿抽筋。

原料

面条 100 克，
猪肉丝 100 克，
雪菜 1 棵，
酱油、盐、料酒、葱花、姜末、高汤各适量。

做法

1. 雪菜洗净浸泡，捞出沥干，切末；猪肉丝洗净，加料酒拌匀。
2. 油锅烧热，下葱花、姜末、肉丝煸炒至肉丝变色，加雪菜末、料酒、酱油、盐，拌匀盛出。
3. 煮熟面条，挑入盛有适量酱油、盐的碗内，舀入适量高汤，再把炒好的雪菜肉丝均匀地覆盖在面条上即成。

换口味，不换营养

红枣鸡丝糯米饭：红枣能补气血，增进食欲；鸡肉易消化，可增强体力、强壮身体，此饭是体质虚弱的孕妈妈补充营养的好选择。

助顺产运动：抱球的婴儿式
缓解宫缩疼痛

子宫开始收缩后，一阵阵腹痛侵袭着孕妈妈，疼痛难以忍受，心里也很恐惧，身心备受煎熬。如果采取一些恰当的姿势，则可以帮助产妇缓解疼痛，有助于顺利度过分娩难关。

延伸：准爸爸可选择小型按摩器，在孕妈妈背部上下滑动按摩。

保护：如果没有瑜伽球，准爸爸也可以自己亲自上阵，这样更方便准爸爸安慰孕妈妈，让孕妈妈感受到准爸爸的爱。

孕妈妈这样做

练习时间：宫缩时或者背痛时都可以做。

练习次数：一天可运动数次。

辅助工具：孕妈妈最好选择柔软的瑜伽球，能够感到舒适、放松是最好的。

注意事项：孕妈妈感到宫缩有规律，且间隔时间在 5 分钟左右就要赶紧去医院了。

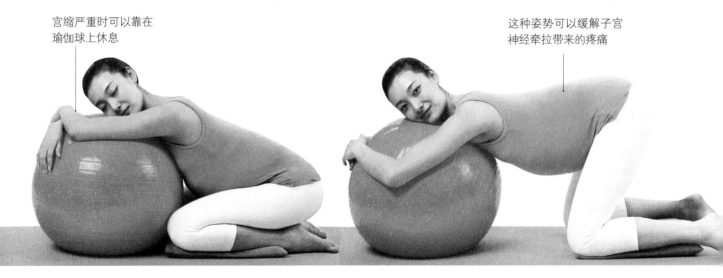

宫缩严重时可以靠在瑜伽球上休息

这种姿势可以缓解子宫神经牵拉带来的疼痛

1 跪坐在瑜伽垫上（可在瑜伽垫上放毛毯或椅垫），臀部向下放松地坐在脚跟上，双手环抱于球上，将脸侧向一边，颈部、肩膀、背部、臀部及双腿都放松，随呼吸左右摇摆身体。

2 跪坐时间长会感觉脚踝有压力，可选择跪立，大腿与地面垂直，将球放于胸廓的下方，腰部不要过度地塌陷向下，腹部放松，双手环抱球，将脸侧向一边。

助顺产运动：足月后的滚球
缓解坐骨神经痛

常做瑜伽球运动可以帮助孕妈妈打开骨盆，降低胎宝宝的位置。坐在瑜伽球上左右摇摆或轻轻反弹，还可缓解孕晚期下腹部和膀胱的压力，有利于胎宝宝足月后胎头的下降。

孕妈妈这样做

练习时间：随时都可以做。

练习次数：一天可运动数次。

辅助工具：孕妈妈最好选择柔软的瑜伽球，能够感到舒适、放松是最好的。

注意事项：孕妈妈要注意保持平衡，每次动作要坐稳。

准爸爸参与助顺产

保护：准爸爸可以站在孕妈妈身后，双手轻轻搭在孕妈妈肩膀上，不仅可以帮孕妈妈保持平衡，还可以帮孕妈妈按摩双肩。

安抚：在孕妈妈运动的时候，准爸爸跟孕妈妈聊聊天，憧憬一下未来的美好生活，可以让孕妈妈更加放松。

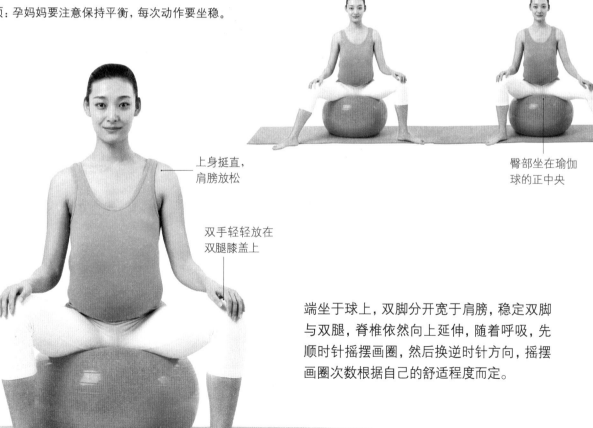

上身挺直，肩膀放松

双手轻轻放在双腿膝盖上

臀部坐在瑜伽球的正中央

端坐于球上，双脚分开宽于肩膀，稳定双脚与双腿，脊椎依然向上延伸，随着呼吸，先顺时针摇摆画圈，然后换逆时针方向，摇摆画圈次数根据自己的舒适程度而定。

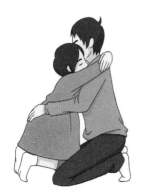
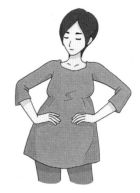
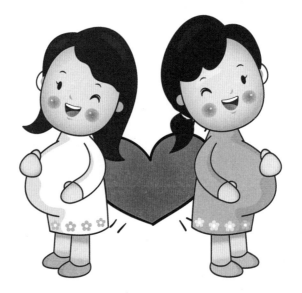
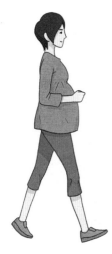
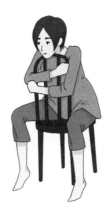
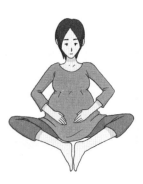

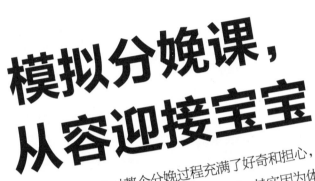

模拟分娩课，从容迎接宝宝

初次分娩的孕妈妈，难免对整个分娩过程充满了好奇和担心，或者因为听说了各种夸张的描述之后对自然分娩产生了恐惧心理。其实因为体质和个人心理承受能力的不同，实际分娩的时候每个孕妈妈所产生的感受会有所不同，孕妈妈大可不必因此而担心。接下来孕妈妈就来了解一下分娩过程吧！

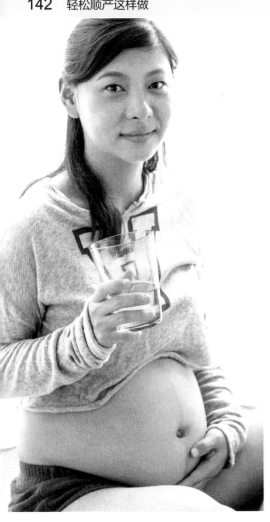

模拟阵痛

孕妈妈基本都知道在顺产过程中疼痛是不可避免的，只是不知道到底会有多痛。

很多孕妈妈对于分娩的恐惧，大多来自于一个声音——生孩子太疼了！尤其是自然分娩的新妈妈。但事实上新妈妈对于分娩时刻的记忆是"痛并快乐着"，顺产的疼痛并不是不能忍受的。

宫口开到7~10厘米坠痛感较强：宫口开全以前是越来越疼，比痛经还要疼，尤其是两三分钟一次的时候，坠疼明显。到生的时候就是一种排便的感觉，因为胎头压迫，反而感觉不到疼。总体来说，这种疼还是能够承受的。

阵痛渐渐增强：分娩痛总是来时缓慢，逐渐增强，直至痛到极点，最后又缓慢地退去。有人曾诗意地形容它就像是海浪向岸边涌来，最开始平缓不疾不徐，浪头逐渐增强，越来越大，直至成为冲击海岸的冲天浪涛，随后潮水慢慢退去。

缓解阵痛的小妙招

阵痛的时候，孕妈妈可以通过以下几种方法进行缓解：

泡脚：用温水泡脚或者穿上保暖的鞋子，促进血液流通，减轻疼痛。

补充能量：忍受疼痛时会消耗体能，可利用阵痛的间歇来补充能量。

喝点儿水：在通过调整呼吸法抵御疼痛的同时，喉咙会感到干渴，最好在不痛时喝口水。

阵痛有多久

研究发现，如果对分娩疼痛时间有一个明确的概念，会帮助产妇加快产程。当产妇在经历难熬的分娩痛时，她们心里会对"疼痛到底还有多久"有一个预期，这个预期可以在最艰难的时候作为心理支柱，让她们最终实现顺产的愿望。对于还在孕期的孕妈妈来说，知道生产时疼痛的大概时间，也会帮助她们树立信心。

宫口	时间	宫缩间隔	宫缩时间	宫缩次数	宫缩总时
0.3 厘米	7~8 小时	5~10 分钟	30 秒	40~80 次	20~40 分钟
3~7 厘米	3~5 小时	3~5 分钟	30~60 秒	60 次	60 分钟
7~10 厘米	0.5~2 小时	2~3 分钟	45~60 秒	40 次	40~60 分钟
总计	10.5~15 小时	——	——	约 200 次	小于 3 小时

阵痛到底有多痛

分娩痛与其他常见疼痛的程度对比如下：

灼性神经痛

未经训练的初产

经过训练的初产

非初产

慢性腰痛

幻肢痛

带状疱疹后遗神经痛 —— 挫伤

牙痛 —— 骨折

关节炎 —— 切割伤

—— 撕裂伤
—— 扭伤

疼痛感完全是个人感受，所以此表只是供孕妈妈作为参考，不一定准确。

为什么会有阵痛

分娩痛来自宫缩，每一次宫缩都是为宝宝出生做准备，会伴随着疼痛，孕妈妈会觉得像浪潮涌来一样，疼痛感会向下腹扩散，可能还会有腰酸或者排便感。宫缩开始是不规律的，强度较弱，痛感也较弱，之后会逐渐变得规律，强度渐强，持续时间也会越来越长。

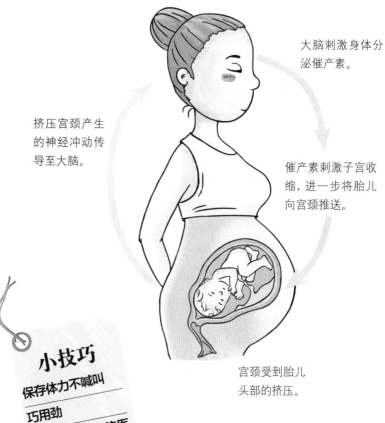

大脑刺激身体分泌催产素。

挤压宫颈产生的神经冲动传导至大脑。

催产素刺激子宫收缩，进一步将胎儿向宫颈推送。

宫颈受到胎儿头部的挤压。

小技巧

保存体力不喊叫

巧用劲

相信自己，相信医护人员

到产房看看

在生宝宝前，孕妈妈如果对所要待的产房环境有所了解，就不会那么紧张，这对顺利分娩也大有益处。现在很多医院在产前都会组织孕妈妈参观产房，参观时一定要注意了解各种器械，它们多是用来保证顺利分娩和母婴安全的。

产房什么样

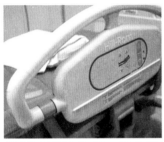
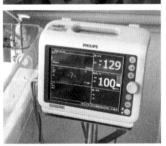
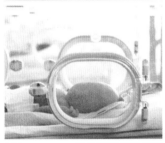
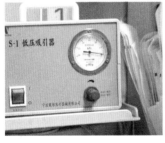

产床：大床是固定在产房内的，有专门有利于产妇分娩的支架，有些部位可以抬高和降低，床尾可去掉。

胎儿监测仪：可以时刻记录下产妇的宫缩和胎儿心跳，可不断输出结果。

保温箱：因新生儿的热量容易散失，为防止体温降低的情况发生，有时需将其放入保温箱内。

氧气设备：在待产室和产房都有吸氧的设备，宫缩时胎宝宝的血液和氧气供应都受到一定程度的影响，吸氧会使胎宝宝体内的氧气储备增加，增加其对宫缩的耐受能力。

吸引器：胎宝宝在母体内处于羊水包围的环境之中，口腔和肺内有一定量的羊水存在，新生儿受到产道的挤压，羊水被挤压出去，可减少肺部疾患的发生。少数新生儿口腔内仍有羊水甚至胎粪，就需要用吸引导管吸引口腔，它是剖宫产和顺产必备的设备之一。

或许有些医院产房内情况会有所区别，但这些是大多数医院都有且必备的设备。

产房里也有男医生

即使是男性，身为妇产科医生，他们也拥有着专业的知识和丰富的经验，他们曾受过系统的培训，甚至通过机械感受过分娩的痛苦，所能做的并不比女性医生少。此外，妇产科的工作强度比较大，整个分娩过程经常会持续几个小时，在这方面，男性医生有先天优势。

如果有孕妈妈无法接受男性医生给自己接生，可以向医院说明要由女性医生进行接生，相信医院也会理解的。

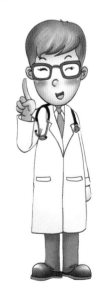

可以做个分娩预演

分娩对女性而言是人生中一次精彩的"演出"，为了轻松应对，孕妈妈和准爸爸可提前进入"彩排"状态，这样在分娩来临时，就可以从容应对。目前许多医院都设有"分娩预演"这门课程，孕妈妈和准爸爸一定不要错过。

打电话：当宝宝发出出生"信号"时，准爸爸要给医院打电话，向医生仔细描述孕妈妈的状态，如见红、破水以及阵痛的频率及强度。如果确认必须马上去医院，应向医务人员告知孕妈妈姓名、保健卡号、主诊医师、专家医师等信息，并告知预计多长时间可以到达医院。

带好住院所需物品：要事先准备好住院所需的物品，以免在孕妈妈出现状况时来不及准备。如果孕妈妈在去医院的途中破水，应该马上让孕妈妈平躺，并注意抬高孕妈妈的臀部，让孕妈妈朝左侧卧，尽量减少羊水流失。

办理入院手续：如果孕妈妈的阵痛每次间隔 10 分钟以上，可按正常程序办理住院，入病房熟悉一下环境；如果孕妈妈情况紧急，要直接送往产房或手术室。

进入产房：熟悉产房设备，学习产程中正确的呼吸方式。正确的呼吸方式不仅可以抵御宫缩时的疼痛，还可以减少孕妈妈的体力损失。如需无痛分娩，要了解麻醉师何时介入，助产士如何检测胎心音、产程进展的情况以及进食和上厕所该注意的事项。

上产床：孕妈妈亲自躺上产床实地演习，医生和助产士会为孕妈妈仔细讲解分娩时常用的体位、呼吸方法以及用力的技巧、放松的技巧等。

生产过程及宝宝出生后：在最后的关头，新爸爸该发挥作用了，在新妈妈已经筋疲力尽时，新爸爸要不断地为新妈妈打气、加油，及时擦汗、喂水。然后安排宝宝与妈妈皮肤接触，及早吸吮初乳。

带着宝宝回病房：现在很多医院都实行母婴同室，此时医生会详细讲解母婴同室的好处，以及新生儿日常护理的内容，新爸爸、新妈妈要注意听讲，并用于哺育的实践中。

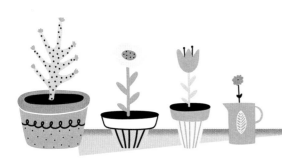

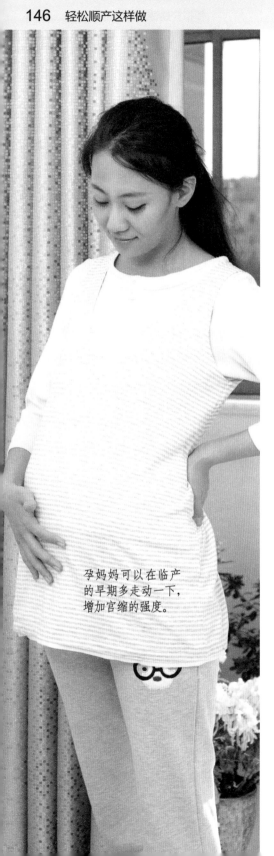

孕妈妈可以在临产的早期多走动一下，增加宫缩的强度。

分娩前的小准备

当办好手续入院之后，一般孕妈妈会被直接送入产房，接下来需要做些什么呢？

入产房，护士检查

在产房里，护士会先询问孕妈妈的有关情况，如病史、药物过敏史和现在的临产症状，最后再给孕妈妈进行阴道检查，了解宫口扩张的程度和胎先露的部位。如果在此期间出现宫缩的话，孕妈妈可以进行呼吸练习，以减轻阵痛。

确认临产，医生常规检查

当确认孕妈妈临产之后，医生会对孕妈妈进行常规检查，如用胎儿电子监护仪监测胎心，了解宫缩的规律和持续时间，观察胎儿的胎心率，判断胎儿在宫内是否健康等。还要记录孕妈妈的血压、体温、脉搏、呼吸，并要进行血、尿的分析及阴道分泌物的检测等。

来回走动，增加宫缩的强度

如果孕妈妈在临产的早期，还需要四处走动，多活动一下，以增加宫缩的强度。

补充能量，储备体力

赶快把为孕妈妈准备的小零食拿出来吃一些吧，鸡蛋或巧克力能让孕妈妈补充能量应对分娩。

"备皮"

有些孕妈妈听到"备皮"这个词语后一头雾水。"备皮"是指在手术的相应部位剃除毛发并进行体表清洁的手术准备，是术前进行手术区域清洁的工作。"备皮"可不仅仅是清除体毛那么简单，还包括皮肤的清洗，有时术前还要做皮肤碘伏擦洗等。"备皮"的目的是在不损伤皮肤完整性的前提下减少皮肤细菌数量，降低手术后切口感染率。分娩时，为了干净卫生，医护人员会为产妇"备皮"。

会阴侧切

孕妈妈阴道口与肛门之间的软组织称为会阴。会阴侧切是指在分娩过程中，当胎宝宝的头快露出阴道口的时候，医生在孕妈妈的会阴附近进行局部麻醉，接着用剪刀剪开会阴，这样可以使产道口变宽，使胎宝宝的产出更为顺利。

这些情况可能需要会阴侧切

不是所有的阴道分娩都必须做会阴侧切。如果孕妈妈会阴肌肉弹性强，能够让胎宝宝顺利通过，就没有必要做会阴侧切。孕妈妈如果不想做侧切，可以先跟医生商量好，让医生在情况允许时尽量避免侧切。

通常如果孕妈妈有下面这些情况，就需要做会阴侧切：

1. 会阴弹性差、阴道口狭小或会阴部有炎症、水肿等情况，估计胎宝宝娩出时会发生阴部严重的撕裂。

2. 会阴体过长或过短。

3. 胎宝宝较大，胎头位置不正，胎头被阻于会阴。

4. 胎位不正，如臀位分娩需要助产，应常规进行会阴侧切。

5. 早产，因早产儿颅骨软，抵御阻力的能力弱，容易引起新生儿颅内出血。

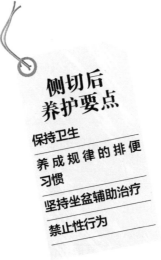

侧切后养护要点

保持卫生

养成规律的排便习惯

坚持坐盆辅助治疗

禁止性行为

避免会阴侧切的小妙方

怀孕期间稍加控制饮食、避免胎宝宝过大，并养成运动的好习惯，不但可以使产程较为顺利，还可以减少会阴切开的概率。

1. 孕妈妈怀孕 5 个月后要少吃淀粉类食物，并增加蛋白质的摄取，可以控制体重增加的速度、避免胎宝宝过大。

2. 多散步、爬楼梯和练习拉梅兹呼吸法等，都可以加强肌肉力量，帮助生产。

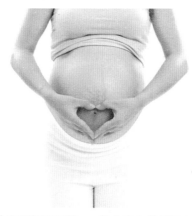

会阴侧切不可怕：一般会在会阴侧切之前进行局部麻醉，所以在切开或缝合时不会感觉到疼痛。会阴侧切后，术后恢复也快，孕妈妈不用太过担心。

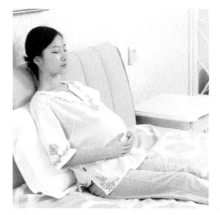

拉梅兹呼吸法：先是胸部呼吸，当宫颈口开到 3~7 厘米时，换"嘻嘻"式浅呼吸，宫颈口几乎全打开时，进行喘息呼吸。

了解分娩产程

产前提前了解一下分娩的全过程，有助于孕妈妈消除紧张不安的情绪，还可以将学到的分娩知识运用到实际中去，指导孕妈妈分娩。

第一产程——开口期

宫口扩张较为缓慢，可能需要 8 小时左右，是考验产妇忍耐力的时候。

阵痛时间及强度

临产到宫口开全（10 厘米）称为第一产程，初产妇需要 11~12 小时，经产妇需要 6~8 小时，此时宫缩间隔为五六分钟，每次宫缩持续 30 秒左右。宫缩起初较弱，后面逐渐增强，间隔时间缩短到两三分钟，持续时间在 40 秒左右。其中宫口开全 3 厘米以前称潜伏期，是宫口扩张较缓慢的阶段。该阶段一般要 8 小时，最长不超过 16 小时，是考验忍耐力的阶段。

宝宝娩出情况

宝宝的头是竖着抵住骨盆口的，但是为了进入骨盆，会以侧头的状态缩起下巴，将整个身体都蜷缩起来进入骨盆（第一回旋）。

进入骨盆后胎宝宝的脸部会朝向妈妈的背部。骨盆口的形状是竖长的，为便于娩出，胎宝宝会蜷缩回旋（第二回旋）。

头部进入骨盆后胎宝宝会沿着弧形的产道向下，下颌会抬起，变成头部缩起的姿势（第三回旋）。

可采用的镇痛措施

宫口开至 3 厘米以后就进入活跃期，宫口张开速度迅速很多，此阶段可以进入导乐陪伴，也可使用麻醉镇痛。

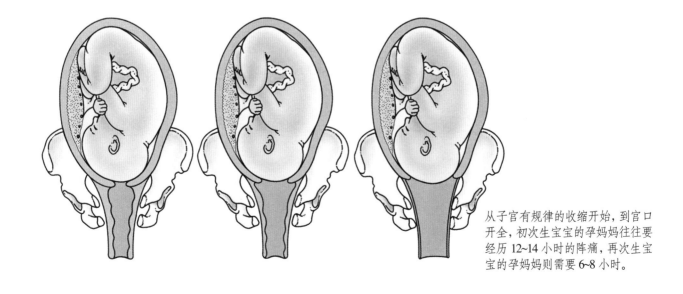

从子宫有规律的收缩开始，到宫口开全，初次生宝宝的孕妈妈往往要经历 12~14 小时的阵痛，再次生宝宝的孕妈妈则需要 6~8 小时。

第二产程——分娩期

　　宫口开全到胎儿娩出的阶段，阵痛很强烈，一般1~2个小时。

阵痛时间及强度

　　第二产程是宫口开全至胎儿娩出的阶段，一般需要1~2个小时。阵痛强度增加，宫缩强者间隔时间缩短到1~2分钟，持续时间超过40秒，但此时孕妈妈的疼痛通常被强烈的排便感所取代，往往不会太在意疼痛的程度。

宝宝娩出情况

　　此时宝宝头部娩出产道，再度回旋90°变为侧头状态，接着娩出肩部（第四回旋）。

可采用的镇痛措施

　　胎儿娩出准备时会给予会阴局部麻醉，切开会阴感觉也不会很痛，胎儿娩出经过阴道口时会较疼痛，但一瞬间就过去了，产妇马上会有轻松感。

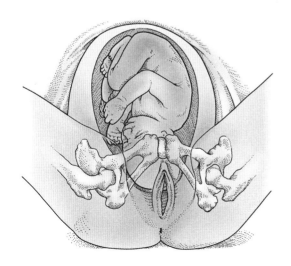

第三产程——胎盘娩出期

阵痛的时间及强度

　　第三产程指胎儿娩出到胎盘娩出，仅需数分钟到15分钟，此时不会感觉特别疼痛，往往一阵宫缩胎盘就娩出了。

分娩后会有后阵痛出现

　　将宝宝娩出后，为了将胎盘娩出，子宫会继续收缩，引起像阵痛一样的疼痛，这就是"后阵痛"。宝宝娩出以后的几天内，新妈妈都会感觉下腹有阵痛感，并不是持续产生，在使用催产素或哺乳时尤其明显，肚子上会鼓起个硬皮球，过一会儿又消失了。对于经过自然分娩的新妈妈而言，后阵痛完全可以承受。

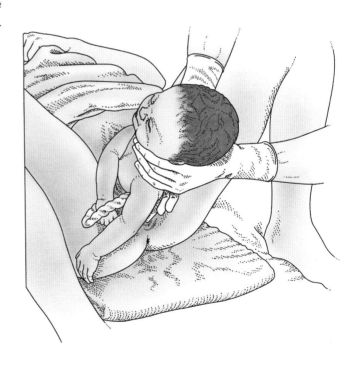

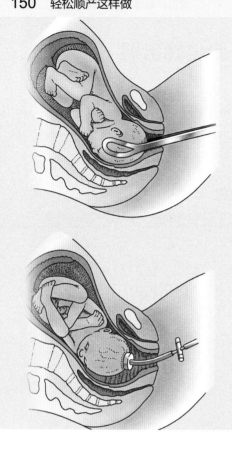

辅助分娩的措施

引产：用某些化学或物理的刺激手段来诱导分娩赶快开始，主要适用于如果继续妊娠可能会发生危险、需要立即分娩的情况。比较常见的是催产素引产。这是一种脑垂体激素的合成物，在电子监护下进行静脉点滴，以加强宫缩的强度。

产钳助产：产钳是产科工具的一种，可以伸入阴道帮助胎宝宝旋转至更有利的分娩位置，并且帮助胎宝宝在产道中下降。主要用于胎宝宝后位或横位，或者胎宝宝头部不旋转，以及产妇因为麻醉或疲劳没有力气、胎宝宝有窒息的危险时使用。

胎头吸引术：自然分娩时，当胎宝宝出现异常时，迅速取出胎宝宝的助产技术。一般用于第二产程，胎宝宝头位置较低的情况下。

辅助分娩很安全

看到这些辅助分娩的方法，也许孕妈妈会非常担心，怕对宝宝有不利影响。其实现在医院技术很发达，在利用这些辅助分娩的方法时，医生也会非常小心，而且不到万不得已是不会采用的。

分娩刺激和引产用药

类型	何时使用	好处	可能的不良反应
前列腺素凝胶或者胶囊（地诺前列酮制剂）	在阴道内放置来进行引产	能够增加子宫颈的弹性以及使子宫颈变得柔软、成熟	1. 放置后需要进行胎儿监测1~2个小时 2. 出现持续的子宫收缩，是有危险的
米索前列醇（喜克溃）	口服或者从阴道内放置来进行引产	1. 帮助促进子宫颈的成熟 2. 可能会刺激子宫收缩，如果使用催产素，还会加强催产素的作用	1. 可能会出现持续的子宫收缩，是有危险的 2. 需要进行胎儿监测
后叶催产素（催产素）	通过静脉注射泵注射	1. 引导（开始）分娩时的子宫收缩 2. 刺激（增强）正在进行的子宫收缩的强度和频率	1. 需要进行胎儿监测 2. 可能会增加子宫收缩疼痛的频率和强度

产房里的"尴尬"事

　　到了分娩的时候，孕妈妈在临产时和分娩过程中可能会在产房里遭遇到如下的尴尬情况，应提前做好心理准备，并以平常心来看待这些事，以便更好地配合医生，顺利分娩。

会被脱光

　　在上产床后，孕妈妈下身的衣物会被要求脱光，私处长时间暴露在外，难免会觉得难为情。但是，分娩时如果不脱光衣服的话，医生和助产人员所有的操作都将无从下手，胎宝宝也就无法顺利娩出。孕妈妈要端正心态，不要觉得难为情，应积极配合医生。

会被灌肠

　　生产之前，医生会把一根管子插在肛门上或是把一种药剂喷在肛门处，迫使你将大便排出来，称为"灌肠"。如果没有灌肠的话，很可能在分娩用力时会把这些排泄物一同挤出来，这样就容易让宝宝接触并感染到细菌。所以，一旦临产就必须要灌肠以清除肠内粪便，保证胎宝宝的健康。

可能会放屁

　　当胎宝宝通过产道慢慢下降的时候，会挤压到直肠，使一些气体从肛门中被迫排出，尤其是进行硬膜外麻醉以后，肛门附近的括约肌变得麻痹，没有知觉，这种情况会常发生。孕妈妈不必尴尬，想想几乎所有的孕妈妈都会这样，医生见得太多了，也不会在意，只要宝宝顺利出生就好。

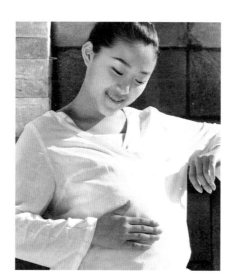

生产时一定要摆正心态：分娩时脱去衣裤是常规的诊疗过程，也是为了方便医生在分娩时进行操作。不要觉得太害羞。

会大小便失禁

　　即使被灌肠，在自然分娩用力的时候，还有可能会排出少量粪便或是尿液，甚至有时还不止一次，这同样也会让你觉得不好意思。因为在分娩时，进行硬膜外麻醉以后肛门附近的括约肌变得麻痹，对粪便的控制力会减弱。在产床上你同样会有肠蠕动，因此排便也是正常的事。另外，当胎宝宝的头通过产道时，直肠会变得平滑，里面的内容物也可能会被推出来。不要觉得难为情，医生会认为这只是人体器官一种正常的运动，是再正常不过的事。

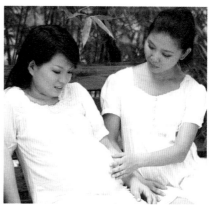

家人的陪伴：很多孕妈妈在宫口刚刚张开时就要求进产房，这样其实是没有好处的。因为家人的陪伴，比冰冷的产房更能让孕妈妈产生安全感。

分娩中的替换措施

无痛分娩

　　无痛分娩是几乎没有疼痛的自然分娩，医学上称为"分娩镇痛"，特指用不同的方法使分娩时孕妈妈的疼痛减轻，甚至消失。

　　无痛分娩一般有药物阵痛分娩、精神减痛分娩、水中分娩、硬膜外阻滞阵痛分娩等方法。

　　目前，应用最为普遍的是硬膜外阻滞镇痛分娩法，具体做法是在孕妈妈的硬膜外腔注射适量浓度的局部麻醉药及止痛药，阻断硬膜外腔组织对子宫感觉神经的支配，减少其在分娩过程中的疼痛。麻醉药一般剂量小，不影响孕妈妈在分娩中的配合。

哪些人不适合无痛分娩

1. 孕妈妈有阴道分娩禁忌症，如前置胎盘、胎盘早剥、胎儿宫内窘迫等。
2. 孕妈妈有麻醉禁忌症，如对麻醉药或镇痛药过敏，或者耐受力极强。
3. 孕妈妈有凝血功能异常状况。
4. 若孕妈妈有药物过敏、妊娠并发心脏病、腰部有外伤史等情况，应向医生咨询，由医生来决定是否可以进行无痛分娩。

方法	操作	优点	缺点	备注
椎管内阻滞镇痛	在产妇的腰部将低浓度的局麻药注入脊髓蛛网膜下腔或硬膜外腔，采用间断注药或用输注泵自动持续给药的方式	使用麻醉药量低，镇痛起效快，可控性强，安全性高；产妇头脑清醒，能主动配合，积极参加分娩	有极少数人可能会感觉腰疼、头疼或下肢感觉异常等，但不严重，短时间就会消失	目前这种方法是各大医院运用最广泛、效果比较理想的一种方式
笑气镇痛	让产妇吸入笑气和氧气的混合气体	易于掌握，可以使分娩的妈妈保持清醒状态，很好地配合医生，还能缩短产程	可能会出现镇痛不全的情况	对呼吸系统、循环系统无明显抑制作用，对子宫、胎儿也无明显影响

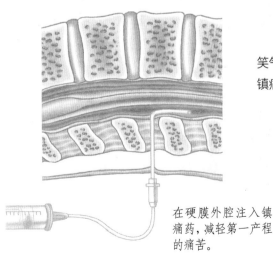
在硬膜外腔注入镇痛药，减轻第一产程的痛苦。

无痛分娩也要用力

无痛分娩时麻痹了产妇的疼痛感觉神经，但运动神经和其他神经并没有被麻痹，而且仅凭胎宝宝一个人的力量很难完成分娩。所以妈妈在感觉到轻微宫缩的基础上，需要根据医生的指令和宫缩情况用力。如果没有用力的感觉，可以听从医生的指导向下使劲。

无痛分娩真的一点都不痛吗

由于不同个体对疼痛的耐受力不同，不同体质对麻醉药物的敏感度不同等，造成无痛分娩时不同妈妈的疼痛感受存在差异。在无痛分娩过程中，大多数妈妈可以达到无痛且能感受到子宫收缩的状态，也有极少数妈妈在无痛分娩时还是会感受到疼痛，存在无痛分娩失败的情况。孕妈妈选择无痛分娩方式时应慎重。

无痛分娩对妈妈和宝宝的影响

规范的无痛分娩操作和准确的麻醉药物剂量，是不会对孕妈妈和胎宝宝的身体健康产生不良影响的。不过，采用硬膜外分娩镇痛时，极少数的孕妈妈可能会出现低血压、头痛、恶心、呕吐等并发症，但并不会威胁生命。

水中分娩

水中分娩通过给胎儿创造同子宫内环境相似的外部环境来降低胎儿降生时的压力，同时缓解孕妈妈的阵痛。

水中分娩的优点主要有以下三点：

1. 水温和浮力有助于体位的自主调节，可以减少整个分娩过程中的痛楚。

2. 分娩池与子宫内的羊水环境类似，胎宝宝在离开母体后会很快适应这一新环境。

3. 分娩时出血量少，会阴也很少有破损，产后恢复也明显优于其他分娩形式。

进行水中分娩的条件

怀孕达38周

胎位正常

胎心音正常

胎宝宝大小正常

没有胎便染色的状况

孕妈妈身体健康

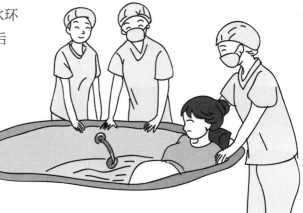

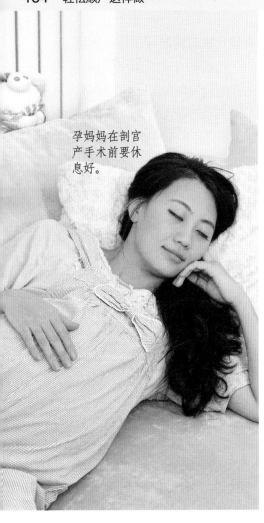

孕妈妈在剖宫产手术前要休息好。

没顺产不重要，母婴健康才重要

多数孕妈妈会在剖宫产手术前感到担心，这多是因为对剖宫产手术的不了解而造成的。孕妈妈可通过注意以下几点，来为手术做好准备。

术前 8 小时要禁食：孕妈妈在剖宫产手术前一天，注意晚餐要清淡，晚上 12 点以后不要吃东西，减少术中感染概率。手术前 6~8 小时不要喝水，以免麻醉后呕吐，引起误吸。

剖宫产前洗个澡：剖宫产是创伤性手术，产前保持身体清洁可减少细菌感染概率。

剖宫产前休息好：剖宫产手术是一种创伤性手术，产后需要大量体力来恢复，所以产前孕妈妈要好好休息。

做好术前心理疏导：多数孕妈妈在术前会感到紧张，可以通过提前了解剖宫产流程、环境，来缓解术前紧张。

哪些孕妈妈必须选择剖宫产

1. 35 岁以上的高龄初产妇，同时诊断出妊娠并发症者。
2. 骨盆狭小或畸形，不利于自然分娩的孕妈妈。
3. 孕妈妈产道不利于分娩，有炎症或病变、畸形等情况。
4. 胎位异常，有前置胎盘或者胎宝宝体重过重等情况。
5. 有妊娠并发症的孕妈妈。
6. 子宫有瘢痕，或者有产前出血症状。

横切还是竖切

剖宫产手术可分为纵向切开和横向切开两种方式，纵向切开有助于缩短手术时间，但伤口明显，因此一般采用横向切开的方式。

	使用率	位置	长度	复原情况	第二次妊娠分娩方式
横向切开	常用	子宫下部横切	较短	伤口相对不容易裂开	情况允许，可以尝试自然分娩
纵向切开	很少用	子宫上部纵切	较长	伤口相对容易裂开	再次进行剖宫产分娩

剖宫产前准备工作

一般如果计划剖宫产，需要提前预约日期，并且提前一天入院。在手术前会有一些规定或程序需要孕妈妈执行：

1.手术前的 8~12 小时禁止吃任何东西，在手术前一晚只能吃清淡的食物。

2.需要抽血化验和尿液检查。

3.备皮以方便手术进行，备皮指的是剃除体毛，范围是乳房下沿着腋中线至大腿上段及会阴部，目的是为避免毛发上的细菌掉落到已切开的伤口里。

4.让家属签署手术和麻醉的同意书。

5.插入导尿管，放置导尿管的目的是为实施手术时不受膀胱涨满的影响，导尿管要放置大约 24 小时。

6.送进手术室。有的医院不允许家属进入手术室，有的医院可能同意。

剖宫产手术过程

1.全身麻醉或硬膜外麻醉。用消毒剂消毒产妇腹部，将一个细导尿管插入膀胱。产科医生在耻骨线下方做一水平切口（横切口）或在脐耻之间做一竖切口（直切口）。

2.医生仔细切开腹壁脂肪组织和肌肉。用牵拉器拉开组织，切开衬贴在腹膜腔内的腹膜。

3.医生用牵拉器牵开膀胱，切开子宫下部，显露包在胎儿表面的保护性羊膜囊。

4.医生破开羊膜囊，流净羊水后，伸入一只手托住胎儿头或臀的下方，轻柔地将胎儿从子宫内取出，钳住脐带并切断。胎盘自然剥离娩出或人工剥离娩出。

5.缝合子宫和腹壁各层。用金属夹或缝线缝合皮肤。5 天后拆除金属夹或外缝线后即可回家。

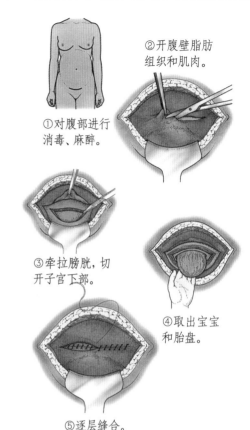

①对腹部进行消毒、麻醉。

②开腹壁脂肪组织和肌肉。

③牵拉膀胱，切开子宫下部。

④取出宝宝和胎盘。

⑤逐层缝合。

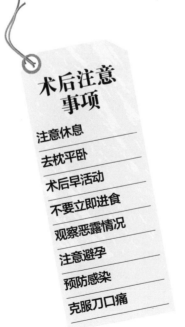

术后注意事项

注意休息

去枕平卧

术后早活动

不要立即进食

观察恶露情况

注意避孕

预防感染

克服刀口痛

顺转剖的妈妈最伟大

有些孕妈妈可能因为宫口不开、子宫感染、头盆不正等自身或者胎宝宝的原因，没能经由阴道自然分娩出宝宝。但是也不要因此而自责，不要觉得自己没给宝宝一个最好的出生条件，其实顺转剖的妈妈是很棒的，因为只有选择最适合自己的生产方式，才对宝宝最好。做一个对自己负责，同时也让宝宝安全降生的妈妈，是最伟大的。

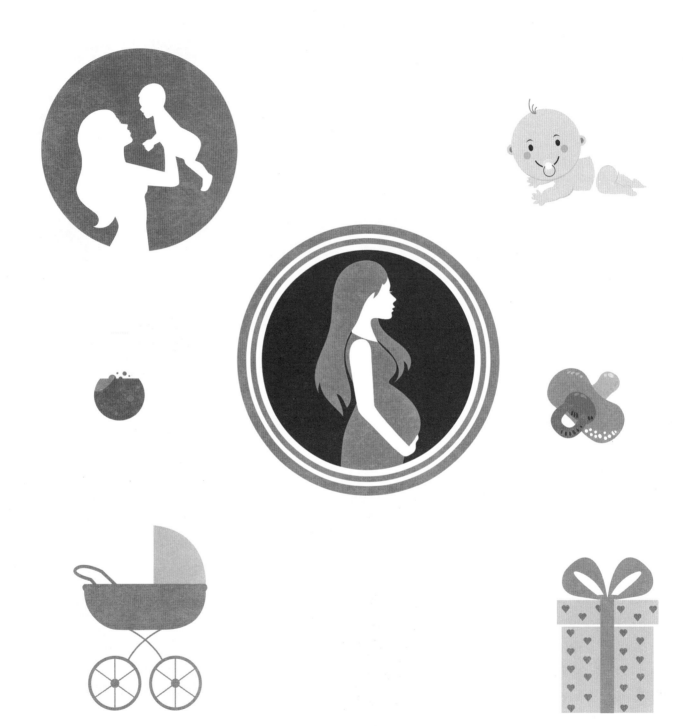

掌握临产征兆，分娩不慌忙

临近预产期，艰辛而幸福的孕期就要结束，孕妈妈的心情反而会变得烦躁不安起来。如果超过预产期宝宝还是没有动静，孕妈妈更是惶惶不可终日。宝宝究竟什么时候才会出生呢？预产期就一定准吗？宝宝会不会早产呢？这些都因人而异。孕妈妈到底应该什么时候去医院待产，要看具体的临产征兆。

临产信号

分娩前，孕妈妈要学习一些顺产的知识，尤其是临产信号，一定要牢记在心，这样可以做到心中有数，有利于保持轻松、冷静的心态。遇到一些情况，也不至于手足无措，或产生无谓的担忧。

见红

怀孕期间，会有黏液栓封堵住子宫颈。在分娩发动前 24~48 小时内，因宫颈内扣附件的胎膜与该处的子宫壁分离，毛细血管破裂经阴道排出少量血液，与宫颈管内的黏液栓相混排出，称为见红，是分娩即将开始的比较可靠的征象。

见红的颜色一般为茶褐色、粉红色、红色，出血量明显比生理期的出血量少，混合黏液流出，质地黏稠。见红大多在分娩临近、阵痛发生前24 小时出现。

如果只是出现了淡淡的血丝，量也不多，孕妈妈可以留在家里观察。平时注意不要太过操劳，避免剧烈运动。如果见红后出现阵痛和破水，就应该立即在家人的陪伴下去医院。

宫缩

规律性的宫缩是临产最重要的标志。假宫缩时有时无，持续时间也较短，是在为真正的分娩做准备。而规律性的宫缩发生后，致使宫颈口持续不断地开大，预示着即将分娩。规律性宫缩的特征有如下特点：

子宫的收缩有规律，逐渐加强。宫缩初期大概间隔 10 分钟一次，且较轻微。当子宫收缩出现腹痛时，可感到下腹部很硬。

宫缩程度逐渐加强，宫缩频率加快，约每隔 3~5 分钟一次，每次宫缩持续时间变长，可持续 50~60 秒。

宫缩会引起腹痛，腹痛一阵紧似一阵，就预示着快临产了。宫缩从不舒服的压力到绷紧、拉扯的痛。

宫缩时，孕妈妈还会出现腰酸的症状。

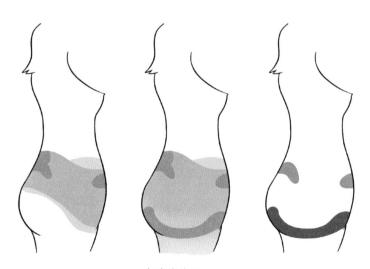

宫缩的范围

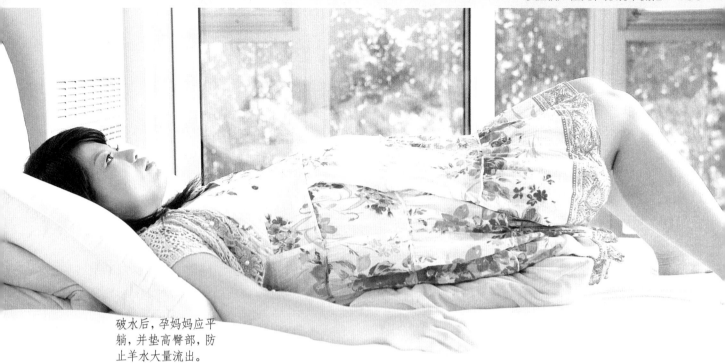

破水后，孕妈妈应平躺，并垫高臀部，防止羊水大量流出。

破水

破水是指临近分娩时，包绕在胎儿周围的羊膜囊破裂而使囊内的羊水从阴道流出，一般在子宫口打开到胎头能出来的程度时出现。

破水是什么感觉

破水后，孕妈妈会感觉有热的液体从阴道流出，不能像控制尿液一样控制羊水流出。流出的羊水无色透明，可能含有胎脂等漂浮物。

破水后如何处理

1. 一旦发生破水，不管在什么场合，都应立即平躺，并垫高臀部，不能再做任何活动，防止羊水大量流出，或造成脐带脱垂。

2. 破水后，可以垫护垫。换上干净的内裤和干净的卫生护垫，立即去医院，在前往医院的过程中也要始终保持平躺。

3. 一般破水后 6~12 小时即可分娩，如果没有分娩迹象，大多会使用催产素引产，以防止细菌感染。

4. 如果阴道排出棕色或绿色柏油样物质，表示胎儿宫内窘迫，需要立即生产。

不是每个孕妈妈都同时有这些临产征兆

见红、宫缩、破水都是非常有力的临产征兆，这三者没有固定的先后顺序，也并不是所有的孕妈妈都会出现这些征兆。有的孕妈妈宫口全开了都没发生破水，而是胎儿娩出和破水同时发生；有的出现假性宫缩后很快就进入了规律宫缩，宫口打开得也很快，整个生产过程非常迅速；可能有的孕妈妈虽然前期宫口开得快，后期却又慢下来……总之，了解临产先兆，配合个人的自我感觉，随时咨询医生，才能保证孕妇和胎儿的安全。

别急着去医院

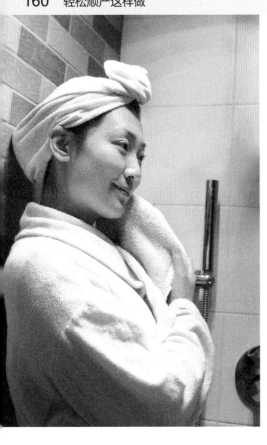

太早或太晚到医院待产都不好，太早到医院待产，孕妈妈得不到很好的休息，容易造成产前身心疲惫，太晚去医院总会有些手忙脚乱。因此要选好去医院待产的时机。

洗澡：出现临产征兆后，还不会马上分娩，孕妈妈可以利用这个时间洗个澡，换一身干净的衣服再去医院。

补充体力：顺产会耗费很多体力，在还没开始分娩前，孕妈妈吃些富含蛋白质的食物，可以为分娩补充能量。

准备胎宝宝用品：奶瓶、奶瓶刷、配方奶、小勺等喂养品；婴儿爽身粉、婴儿护臀霜、婴儿湿巾、最小号纸尿裤或棉质尿布、婴儿专用棉签等护肤用品；"和尚领"内衣、护脐带、小袜子、婴儿帽、出院时穿的衣服和抱被等物品。

提前选好去医院的路线

考虑到孕妈妈临产可能会在任何时间，包括上下班高峰期，所以最好寻找一条备用路线，以便当首选路线堵车时能有另外一条路线供选择，尽快到达医院。

什么时候去医院

孕妈妈在分娩前 24~48 小时会经阴道排出少量带血黏液，即为"见红"，见红后不久会出现宫缩。当孕妈妈感觉到规律的宫缩，并确定阵痛开始时，就可以准备去医院了。如果发现阴道有透明或白色的水流出，这说明已经"破水"了，这时，不管是否到了预产期，是否有宫缩，都应及时去医院。

真临产	假临产
宫缩有规律，每 5 分钟一次	宫缩无规律，每 3 分钟、5 分钟或 10 分钟一次
宫缩逐渐增强	宫缩强度不随时间推移而增强
当行走或休息时，宫缩不缓和	宫缩随活动或体位的改变而减轻
宫缩伴有见红	宫缩通常不伴有黏液增多或见红
宫颈口逐渐扩张	宫颈口无明显改变

临产是分娩的开始

临近预产期，相信每一位孕妈妈的心情都会有些紧张，不知道宝宝究竟什么时候到来。其实当宝宝快要出世时，会给你一些暗示，提醒妈妈宝宝就要和妈妈见面了，这些暗示就是临产征兆。

临产是分娩的开始，主要标志为：有规律并且逐渐增强的宫缩，持续 30 秒或以上，间歇五六分钟，同时伴随进行性宫颈管消失、宫口扩张和胎先露部位下降。

临产的征兆很多，如宫底下降、胃的压迫感消失、腹坠腰酸、大小便次数增多、子宫颈口及阴道排出的分泌物增多、胎动减少、体重不再增加等。

警惕心理难产

有些孕妈妈的产力不错，胎位、产道都很正常，胎宝宝大小也适中，却因心理原因而导致难产。孕妈妈会发生心理性难产的原因大致可以分为以下几点，来看看你是否也有这样的担心。

认知错觉

孕妈妈不要受电视剧或书籍中为了烘托气氛而特意营造难产情节的不良影响，因此认为顺产发生难产的可能性很高，自己也会难产。

情绪记忆

一些孕妈妈在备孕期间听到难产事件的时候，会产生强烈的害怕情绪，当上了产床，这些记忆就会让孕妈妈害怕顺产，增加顺产的困难。

害怕失控感

有些孕妈妈认为顺产中有太多不可控的情况，会有一种失控的感觉，每天都会伴随着焦虑、恐惧，对精神和身体产生极大的负担。

其实，孕妈妈要相信自己，也要相信医学科技，不要被心里的恐惧打败，顺产并不是一件恐怖的事情。

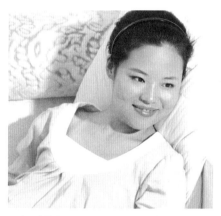

了解分娩知识：为了保证分娩时情绪稳定，孕妈妈应了解分娩知识，明白各个产程的情况，消除对分娩的恐惧感，积极配合医生，顺利分娩。

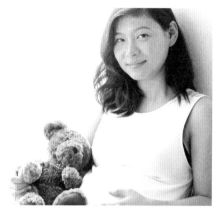

情绪稳定很重要：据研究，情绪不稳定的孕妈妈难产率高于情绪稳定的孕妈妈。且情绪不稳定的孕妈妈往往产程较长或伴有不规则的宫缩。

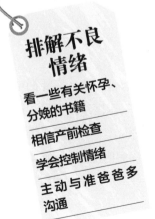

排解不良情绪

看一些有关怀孕、分娩的书籍

相信产前检查

学会控制情绪

主动与准爸爸多沟通

不要恐惧分娩

孕妈妈在产前过于恐惧，会使身体产生过多的应激激素，疼痛会加剧，产程拖更久，对分娩有不利的影响。怀孕、分娩是生理功能的一种自然表现，是一种平常而又正常的事，符合孕妇的生理特点，所以孕妈妈不必惊慌、恐惧，顺其自然，在分娩时听从医生指挥，相信你一定会顺利生下宝宝的。

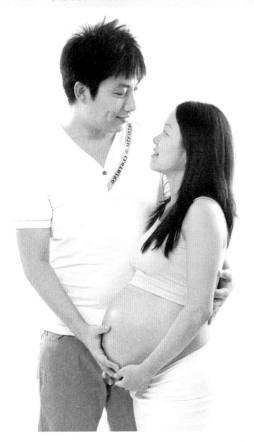

在医院待产，还有很多事情要做

在医院待产时，孕妈妈不要一味地躺在床上，要走一走、爬爬楼梯，或者做一做促顺产的运动，也可以练习一下拉梅兹分娩呼吸法，为顺利生产做准备。

压腿：将一只脚放在比较稳固的椅子、床或者楼梯上，身体前倾，像压腿的姿势一样，在宫缩到来时摇晃臀部。

深蹲：双脚分开，用手扶住床或者椅子作为支撑，然后屈膝下蹲、半蹲或者完全蹲下都可以。

左侧卧：在阵痛的间歇期，如果产妇想休息，可以采取左侧卧，双腿间放一个枕头。

身体前倾：在桌子或者床上放置一个枕头，如果床能升降，最好调到最高。身体前倾，随意趴靠在枕头上。当宫缩时，就摇晃臀部。

伸懒腰：跪在地板上或床上，双手撑地，把腰向上弓起，放平，然后再弓起，再放平。这样交替进行，宫缩时摇晃臀部。

宫缩迟迟不来，可以爬爬楼梯

如果只是肚子痛，宫缩没来，或者还没有发生规律性的宫缩，孕妈妈可以在身体允许的情况下，短时间、缓慢地爬楼梯。爬楼梯时最好有家人陪同，动作不宜过快、过急。如果羊水已破，就千万不要再爬楼梯了，这时候就需要立刻去产房待产。

阵痛来袭，转移注意力

在与一波又一波的阵痛抗争时，孕妈妈要学会转移注意力，不要把精神全集中在"我很痛、我很痛"这件事上，可以听听音乐、和家人聊聊天，这些都是不错的选择。当阵痛开始，还不是特别强烈的时候，孕妈妈还可以活动一下身体，这比一直躺在床上要好很多，可以在病房内走走，还能调节情绪。孕妈妈也可以吃块巧克力来补充能量，或喝一口水，润一润喉咙和肠胃。

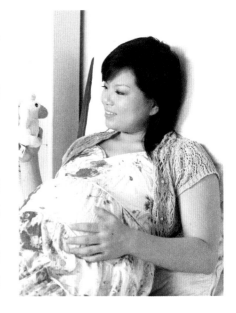

促顺产运动

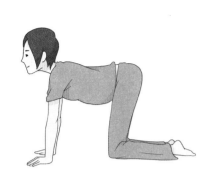

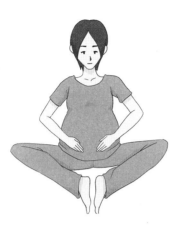

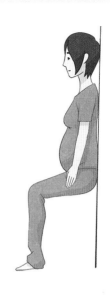

1. 跪在床上或垫子上，用双臂支撑，头部、背部和臀部尽量保持在一条直线上，上下轻轻摇摆骨盆，可加强腰部肌肉力量。

2. 盘腿坐，两脚掌相对，双手轻摸腹部或膝盖，可拉伸大腿与骨盆肌肉。

3. 背部靠墙站立，两脚分开，与肩同宽，靠着墙慢慢上下滑动身体，有助于打开骨盆。

待产时吃软烂易消化的食物

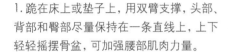

推荐食物

牛奶

面条

馄饨

鸡汤

待产期间要适当进食，因为分娩过程一般要经历 8~10 小时，体力消耗大，所以必须注意饮食，补充营养和能量。这个时候因为胎宝宝已经足月，身体所占的空间也很大，会在一定程度上压迫孕妈妈的胃，导致孕妈妈食欲下降。但是孕妈妈即将面临漫长的分娩，如果不及时补充体力，则可能因为乏力而延长产程，这对孕妈妈和胎宝宝都十分不利。所以这个时候，最好准备一些有营养、易消化、偏清淡的食物。

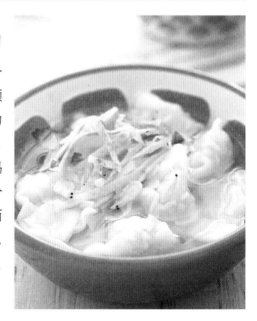

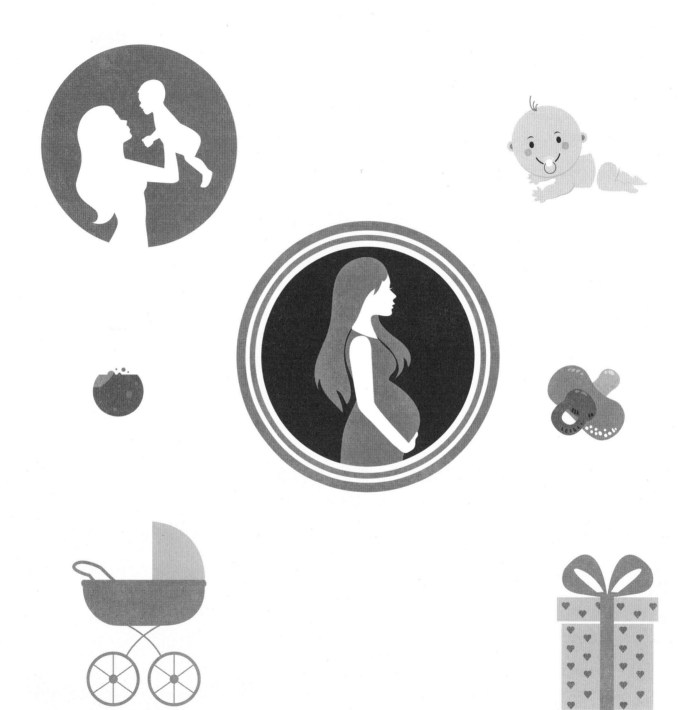

分娩开始，
配合医生生得顺

分娩的号角即将吹响，孕妈妈，你都准备好了吗？放下一切心理负担，坦然面对，你会成为最伟大、最勇敢的妈妈。此时，家人的鼓励和支持也非常重要，坚强的后盾会让孕妈妈更有动力。

顺产配合方法

分娩时刻终于到来了，在这万分激动的时刻，孕妈妈也会有一丝丝的紧张。分娩究竟是一个怎样的过程？怎样做才能与助产人员配合好，做到顺利分娩呢？

分娩过程中怎么用力

孕妈妈在做好了心理和生理上的准备之后，还要掌握一些用力上的技巧，否则分娩时听到医生的指导很有可能会一头雾水，白白浪费了力气。

第一产程

放松，等待宫口全开：在宫口开全或接近开全时，一些妈妈会有一种想要排便的感觉，这是胎头压迫直肠的缘故。一般情况下胎头降到骨盆底时才会有比较强烈的感觉，妈妈会不由自主要往下用力。但有时宫口尚未开全，胎儿头较低时也会有这种感觉，此时不能过早用力，否则宫颈过早承力会引起水肿，反而不容易扩张。另外胎头位置不佳，如枕后位（胎儿脸朝上）时也会较早出现排便感，此时也不宜用力，需等待宫口扩张胎头转位后再说。

不要过分消耗体力：第一阶段是子宫口扩张期，只有子宫口完全打开才能把宝宝生出来，一般宫口打开到3~4厘米前疼痛尚可忍受，此时应吃好、休息好，保存体力。这时要有意识地进行腹式呼吸：宫缩时深吸气，吸气要深而慢，呼气时也要慢慢吐出，宫缩间歇期最好闭目休息。

第二产程

努力配合医生：子宫口开全后，妈妈就会被转移到分娩室，接下来正式分娩就开始了。有些妈妈刚开始时不清楚用力的时机，导致白白浪费了不少力气。此时，一定要听从助产士的引导，掌握用力的诀窍，

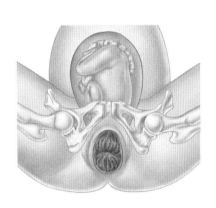
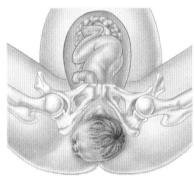
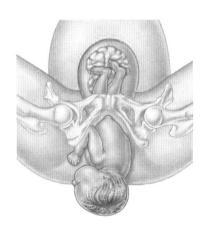

配合阵痛的节奏，在疼痛的高峰时候用力。由于妈妈一直用力也会很疲劳，因此在阵痛间歇要适当休息。

把该使的劲儿都使上：宫口全开后进入第二产程，也就是胎宝宝娩出的阶段，这个阶段医生和助产士会指导妈妈用力，一定要听医生和助产士的话。每次宫缩来临的时候，要深吸一口气，紧闭双唇，拼尽全力，像解大便一样向下用力，时间越长越好，以增加腹压，有利于胎儿的娩出。宫缩过去了就要放松，不要一直用力，否则会异常疲劳，还容易造成会阴撕裂。

第三产程

不要过于用力：当胎宝宝即将娩出时，产妇可以松开扶手不用再用力了，宫缩时张口哈气，宫缩间隙时稍微屏气，与助产士配合，在医护人员的指导下缓慢用力，防止会阴部位严重撕裂。

完美收尾：第二产程虽然会让妈妈筋疲力尽，但是别忘了只有第三产程娩出胎盘后，整个分娩才会随之结束。这时子宫会继续收缩，只会有轻微的疼痛，也会有护士帮妈妈按摩以加强它的收缩。让宝宝吸吮妈妈的乳头，这种刺激也会帮助子宫快速收缩。

分娩中的姿势和放松技巧

1. 要将注意力集中在产道或阴道。

2. 收下颌，看着自己的肚脐。身体不要向后仰，否则会使不上劲。

3. 尽量分开双膝。脚掌稳稳地踩在脚踏板上，脚后跟用力。

4. 紧紧抓住产床的把手，像摇船桨一样，朝自己这边提。

5. 背部紧紧地贴住产床，才使得上劲。用力的感觉强烈时，不要拧着身体。

6. 不要因为有排便感而感到不安，尽可能地配合医生的要求，大胆用力才能达到最佳效果。

7. 不要大声喊叫，大声喊叫会消耗体力，不利于子宫口扩张和胎宝宝下降，反而会感觉到更加疼痛。

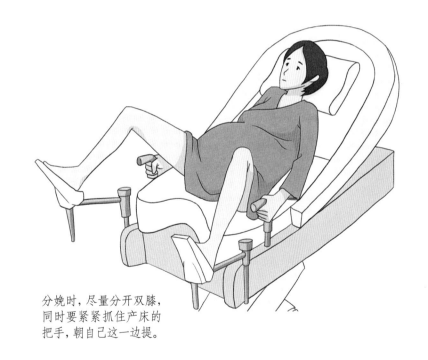

分娩时，尽量分开双膝，同时要紧紧抓住产床的把手，朝自己这一边提。

减轻疼痛小技巧

如果把分娩当成是一次考试的话，那么准备越充分的人就越能做到胸有成竹。只要孕妈妈在分娩前做了足够的功课，那么即使不用无痛分娩，孕妈妈也可以用自己的努力和智慧减轻分娩的疼痛。

利用身体的触觉放松，减轻痛感

有许多具体的方法，但是需要专业的陪产人员来帮助孕妈妈完成。以下提到的一些方法是其中比较简单易行的一部分，如果准爸爸在孕妈妈身边，可以帮孕妈妈做按摩，一起做一些体位的调整，帮助孕妈妈顺利完成生产。

位置	舒适 / 安慰策略
手掌	准爸爸和孕妈妈手握手，按摩孕妈妈的手掌，并安慰孕妈妈
脚底	孕妈妈站立在表面坚硬的物体上，或由准爸爸做足部按摩
嘴唇	喝些水润唇
外生殖器	坐在分娩球上或表面坚硬的物体上
皮肤	准爸爸可以轻抚孕妈妈的后背或胳膊，这样可以帮孕妈妈缓解疼痛
肌肤底层	准爸爸可以用按摩棒帮孕妈妈按摩骨盆周围或脊柱周围的肌肉
滑膜	孕妈妈要保持呼吸的节奏，这样不仅可以分散注意力，还能刺激肋骨韧带
头皮	用粗齿的梳子梳头，按摩头皮
鼻孔	熟悉的气味可以帮孕妈妈镇定神经，缓解紧张的心情
舌头	准爸爸可以给孕妈妈准备些果汁或棒棒糖
视网膜	孕妈妈选择一个视觉焦点注视，可以分散注意力，缓解疼痛

小运动帮你缓解阵痛

　　从阵痛开始到正式分娩，大概还需经历若干小时，孕妈妈不要一味地坐等一波又一波阵痛的来临，可以尝试以下动作，让身体动起来，以分散注意力，缓解阵痛。

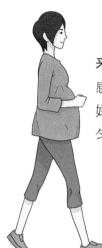

来回走动：在阵痛刚开始，痛感还不是很剧烈的时候，孕妈妈可以下床走动，一边走一边匀速呼吸。

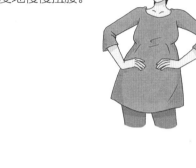

扭腰：两脚分开，与肩同宽，深呼吸，闭上眼睛，同时前后左右大幅度地慢慢扭腰。

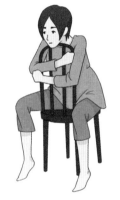

抱住椅背坐：像骑马一样坐在有靠背的椅子上，双腿分开，双手抱住椅背。

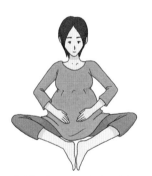

盘腿坐：盘腿坐，两脚相对，双手放在肚子或膝盖上轻按。

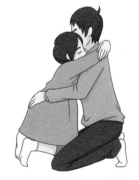

和准爸爸拥抱：双膝跪地，坐在自己脚上，双手抱住准爸爸，可放松心情。

开始阵痛后用拉梅兹呼吸法

　　拉梅兹分娩呼吸法，也被称为心理预防式的分娩准备法。这种分娩呼吸方法，可有效地让产妇在分娩时将注意力集中在对自己的呼吸控制上，从而转移疼痛，适度放松肌肉，促进顺产。

第一阶段：胸部呼吸法

　　练习方法：由鼻子深深吸一口气，随着子宫收缩就开始吐气、吸气，反复进行，直到阵痛停止，再恢复正常呼吸。

　　适用时机：此方法应用在分娩刚开始时，感觉子宫每 5~20 分钟收缩一次，每次收缩 30~60 秒。

　　练习时间：胸部呼吸是一种不费力且舒服的减痛呼吸方式，每当子宫开始或结束剧烈收缩时，孕妈妈可以用这种方式呼吸。

第二阶段："嘶嘶"轻浅呼吸法

　　练习方法：先用嘴吸入一小口空气，保持轻浅呼吸，让吸入及吐出的气量相等，呼吸完全用嘴进行，保持呼吸高位在喉咙，就像发出"嘶嘶"的声音。

　　适用时机：应用在宝宝一面转动，一面慢慢由产道下来时。此时宫颈开至 3~7 厘米，子宫的收缩变得更加频繁，每 2~4 分钟就会收缩一次。

　　练习时间：随着子宫开始收缩，采用胸式深呼吸。当子宫强烈收缩时，采用浅呼吸法。收缩开始减缓时恢复深呼吸。

第三阶段：喘息呼吸法

　　练习方式：先将空气排出后，"深吸"一口气，接着快速做 4~6 次的短呼气，感觉就像在吹气球，比"嘶嘶"轻浅式呼吸还要更浅，也可以根据子宫收缩的程度调节速度。

　　适用时机：当感觉到子宫每 60~90 秒就会收缩一次，子宫已经开至 7~10 厘米时，孕妈妈会感觉到这是产程最激烈、最难控制的阶段。胎儿马上就要临盆，子宫的每次收缩维持 30~90 秒。

　　练习时间：练习时由一次呼吸持续 45 秒慢慢加长至一次呼吸练习能达 90 秒。

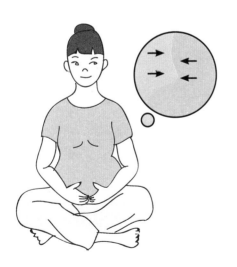
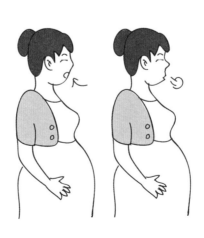
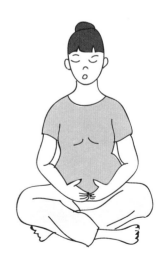

第四阶段：哈气运动法

练习方式：阵痛开始，孕妈妈先深吸一口气，接着短而有力地哈气，如浅吐1、2、3、4，接着大大地吐出所有的"气"，就像在吹一样很费劲的东西。

适用时机：进入第二产程的最后阶段，孕妈妈想用力将宝宝从产道送出，但是此时助产士要求不要用力，以免发生阴道撕裂，等待宝宝自己挤出来，孕妈妈此时就可以用哈气法呼吸。

练习时间：直到不想用力为止，练习时每次需达90秒。

第五阶段：用力推

练习方式：下巴前伸，略抬头，用力使肺部的空气压向下腹部。需要换气时，保持原有姿势，马上把气呼出，同时马上吸满一口气，继续憋气和用力，直到宝宝娩出。

适用时机：此时宫颈全开了，助产士也要求产妇在即将看到婴儿头部时，用力将婴儿娩出。孕妈妈此时要长长吸一口气，然后憋气，马上用力。

练习时间：每次练习时，至少要持续用力60秒。

呼吸减痛分娩的好处

1.夫妻一起度过怀孕及分娩过程，增进夫妻间的默契，增加夫妻感情。

2.减少对分娩的陌生与恐惧感，树立信心迎接分娩。

3.生产时，利用呼吸技巧，主动控制宫缩带来的产痛，维持镇定情绪，保持体力。

运用呼吸分娩法注意事项

1.胎位正常，无任何危险妊娠征兆，可自然分娩，并通过产科医生同意。

2.掌握基本分娩过程，以配合呼吸技巧的运用。

3.孕7个月开始，反复练习至熟练掌握。

4.需同伴(准爸爸)一起接受训练。

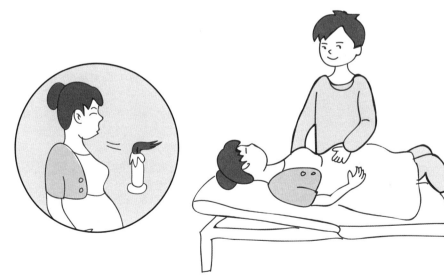

分娩时，准爸爸能做的事

在孕妈妈分娩的关键时刻，如果准爸爸能陪伴在孕妈妈身边，学习一些陪产知识，给她鼓励，给她安慰，相信一定会对孕妈妈顺利诞下宝宝有很大帮助。

鼓励与赞美：鼓励孕妈妈表现出色，表现出对她能顺产的信心，要一再表白对她的感情和感激之情。准爸爸也可以自己想一些话，在分娩的过程中说给孕妈妈听。

做个按摩高手：在整个生产过程中，要通过对孕妈妈不同身体部位的按摩，达到缓解疼痛的效果，比如背部按摩、腰部按摩，还有腹部两侧按摩。

制造轻松气氛：为鼓励孕妈妈挺住，在阵痛间隙，可以和她一起畅想即将诞生的宝宝的模样，将来怎样培养他，调侃宝宝会如何调皮、如何可爱等，要竭尽全力制造轻松气氛。

提前询问能否带摄像机进产房
如果准爸爸准备带摄像机或手机进产房，一定要提前向医院咨询，因为有的医院可能不允许准爸爸把摄像机带进产房。同时记得提前充好电，并带好备用电池。

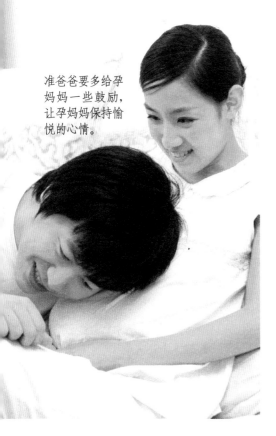

准爸爸要多给孕妈妈一些鼓励，让孕妈妈保持愉悦的心情。

准爸爸进不进产房

分娩是一个"血淋淋"的过程，准爸爸需要认真考虑自己想看到多少，从而为自己找一个恰当的位置。即使医院允许准爸爸进产房，如果自己没有胆量，也不要因为不敢进产房而感到内疚和不安。如果在分娩中自己先倒下来，给医生添乱，这才是最大的遗憾。

待产期间做好服务

准备可口的食物	此阶段的孕妈妈，阵痛尚未达到高峰，准爸爸可以准备三餐，让孕妈妈有足够的体力面对生产
协助如厕	孕妈妈在待产的过程中，会因为阵痛而使如厕变得困难，准爸爸可以陪同孕妈妈如厕，减轻孕妈妈的困难
为孕妈妈减轻腰部疼痛	准爸爸可以握拳，以手指背面轻压孕妈妈的背部，可有效舒缓疼痛感

陪产必做的 N 件事

分娩对准爸爸和孕妈妈来说都是人生中的大事，在这个重要时刻，很多准爸爸愿意陪着妻子度过，见证可爱宝宝的诞生。但很多陪产准爸爸都不知道到时候该做什么，那么就一起来看一看吧。

做自己该做的事

准爸爸千万不要插手医护人员的处理方式，放心让医护人员去做他们的工作，只要集中精力安抚好孕妈妈的情绪就好了。

按摩妻子的手

按摩妻子的手，哪怕只是单侧的按摩，也能对妻子的情绪起到很好的安抚作用。

引导妻子正确呼吸

如果准爸爸准备一直陪伴在产床旁边，面对分娩只需要掌握一种技能——引导妻子控制呼吸。因为这个时候孕妈妈因为阵痛早已把之前学过的呼吸法全都忘记了，准爸爸要提醒她，在第一产程用拉梅兹呼吸法镇痛。

辅导妻子用力

准爸爸要适时提醒妻子收缩下巴，将嘴巴紧闭，依靠腰背部下坠和脚跟踩踏的力量将胎宝宝娩出。准爸爸可轻拍孕妈妈的手臂和肩膀，让她尽量在阵痛间隙放松，然后伴随下次宫缩，手握产床旁边的把杆，将力量使到下半身。

补充水分和能量

在分娩过程中，产妇大汗淋漓，消耗了很大体力，准爸爸可让妻子吃点巧克力以补充能量，也可用棉花棒蘸上温开水，擦拭妻子双唇，以补充水分。

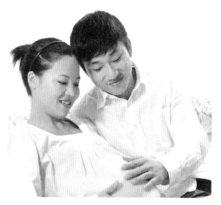

如果羊水早破，准爸爸怎么办：应该让孕妈妈立即平躺下来，采取臀高的躺卧姿势。然后及时找到医生或护士。

准爸爸陪产准备什么

除了准备孕妈妈和宝宝的物品，其实准爸爸也需要准备自己的待产包。有时妻子产程过长，准爸爸在外面异常烦躁无趣，这时就需要转移注意力。另外，在等待宝宝出生的这个相对漫长的过程中，准爸爸所有的注意力都需要放在帮助和支持妻子身上。有一个合适的待产包，准爸爸会感觉更舒服，这样对妻子的帮助和支持自然也会更有效。

陪产清单

充足的零钱

零食和饮料

舒服的鞋子

有秒针的手表

记录本

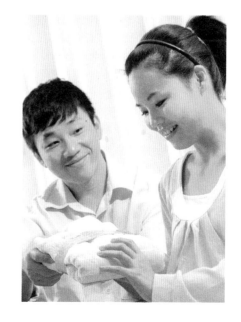

导乐陪产，专业又细致

如果有个人在分娩时陪伴孕妈妈就好了。她能很好地安慰、鼓励孕妈妈，并帮助她战胜恐惧。如果准爸爸无法陪伴孕妈妈，那么导乐就是那个能满足孕妈妈这些需要的人。

什么是导乐

导乐不是医生，也不是护士，是陪着产妇分娩的，经历过分娩过程的有经验的人。

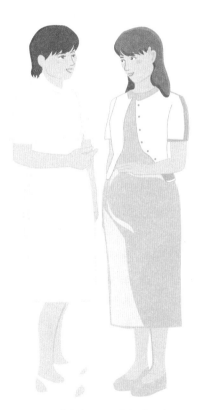

导乐会根据自己的经验，为孕妈妈提供有效的建议，同时减轻孕妈妈对分娩的恐惧。

导乐在整个分娩过程中都会陪伴在产妇身边，并根据自己的经验和医学知识为产妇提供有效的方法和建议，能平稳产妇情绪，促使产程缩短。

如果孕妈妈担心自己独自应付不来分娩，可以事先与医生沟通，不同医院对导乐分娩安排可能不同，产妇若有意愿，医生一般都会进行安排。

导乐分娩的好处

降低剖宫产率

很多产妇在分娩时由于担心疼痛而选择剖宫产，若在分娩中使用导乐分娩，在很大程度上能消除产妇的分娩恐惧，增强产妇自然分娩信心，降低剖宫产率。

做好产前预防

在分娩过程中，导乐会仔细观察产妇的情况，在产妇出现分娩异常时，导乐会及时知会医生，同时给予助产帮助。

分娩指导

导乐可以在整个生产过程中对产妇进行产程步骤的解释和引导，并协助指导产妇和家属参与到分娩过程中，有条不紊地迎接宝宝的降生，使产妇情绪平稳，从而减少阵痛时间。

让产妇掌握主动

在产程中做任何检查和处理，都要向产妇及家属解释其作用、目的和必要性，让产妇和家人了解分娩进程中胎心、宫缩、宫口扩张情况，从而积极配合助产士。

减轻痛苦

导乐会在产妇分娩时，采用适宜技术，能降低产妇分娩疼痛，进而减少产妇分娩痛苦。

对产妇家属进行指导

除了给予产妇帮助外，导乐还会教家属如何科学帮助产妇，让家属了解自己的角色与作用，使产妇从家属方面获得更多的亲情支持。

导乐分娩的特点

了解产妇的情况

　　导乐会与产妇进行亲切的交谈，既可以分散产妇的注意力，缓解产妇的疼痛，还会在这个过程中了解产妇对妊娠和分娩的了解有多深，根据实际情况对产妇进行引导，告诉产妇身体的各个系统已经为分娩做好了准备，使产妇对分娩充满信心。

引导产妇正确使用分娩技巧

　　分娩过程中，导乐会采用各种方法使产程按正常的节奏进行。如果产妇之前上过孕妇课程，导乐会帮助产妇回忆有关分娩的技巧，并引导产妇正确地使用这些技巧；如果产妇没有上过孕妇课程，导乐也会现场教导产妇如何运用按摩法、压迫法以及拉梅兹呼吸法。此外，导乐还会根据情况给产妇进行穴位按摩、帮助产妇更换和改变体位，适时提醒产妇进食和饮水，保持足够的能量和营养。有必要时，导乐会利用胎心监护的节律声音，让产妇听到胎宝宝有力的胎心音，加深做母亲的幸福感和责任感。

让产妇掌握分娩的主动权

　　导乐会密切观察产程的进展，并及时告诉产妇。这样可以将分娩过程中产妇被动的情况转变成产妇主动，通过导乐的激励，产妇更容易形成良好的心理状态，从而提高产妇对产痛的耐受力。必要的时候，可以给予一定的镇静剂或镇痛剂。

降低分娩损耗，利于产后恢复

　　因为在导乐分娩的过程中，产妇始终保持着清醒，可以自由活动，加上显著的镇痛效果，产妇的宫缩会更加协调，效率更高，因此产妇的体力消耗降低。产妇在产程中可以自主决定进食饮水，及时补充产力，有效缩短产程，产妇的精神状态也会得到改善。由于产妇了解了整个分娩过程，恐惧感和焦虑不安的情绪会有所缓解，能有效避免产后抑郁的发生，对新妈妈的产后恢复和母乳喂养有积极作用。

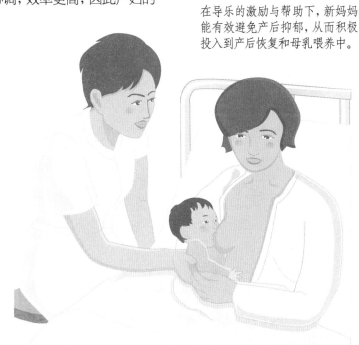

在导乐的激励与帮助下，新妈妈能有效避免产后抑郁，从而积极投入到产后恢复和母乳喂养中。

顺产妈妈的产后护理

产后半小时，开奶好时机

都说越早开奶越好，但是每位新妈妈的情况不尽相同，还得看新妈妈和宝宝的身体情况，不必刻意追求同一个开奶时间。顺产的新妈妈，最佳的开奶时间是产后半小时，以后可以每间隔 3~4 个小时喂奶一次。

不要马上熟睡，要半坐养神

经历难忘的分娩后，看到可爱的宝宝，不少新妈妈都会感到非常满足，就像完成了一项重要的使命，与此同时，强烈的疲劳感袭来，真想痛痛快快地睡一觉。但是专家和医生建议，产后不宜立即熟睡，应当取半坐卧位闭

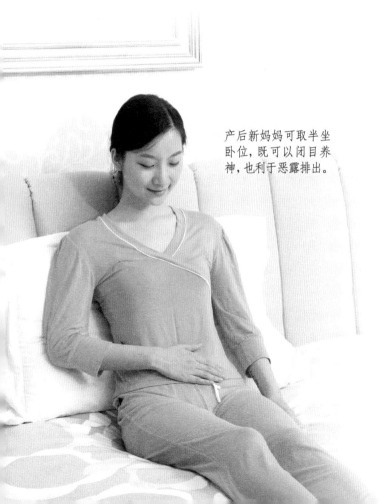

产后新妈妈可取半坐卧位，既可以闭目养神，也利于恶露排出。

目养神。其目的在于消除疲劳、安定神志、缓解紧张情绪等，半坐卧还能使气血下行，有利于恶露的排出。

按揉肚子助恢复

在产后 2 小时内，医生或护士会为顺产的新妈妈揉肚子，以便排出子宫中存留的瘀血。因为这时候还有小幅度的宫缩，揉起来会让新妈妈感觉很疼。但相比起分娩过程中的阵痛，这点痛是可以忍受的，新妈妈不要过于担心。

有的医院会建议新妈妈家属为新妈妈揉肚子。揉肚子时，新妈妈或家人可用手掌从上腹部向脐部按揉，在脐部停留，旋转按揉片刻，再按揉小腹，这样有利于恶露下行，减轻产后腹痛和减少产后出血，帮助子宫尽快恢复。

预防产褥感染

发热、腹痛、异常恶露是产褥感染的临床表现。产褥感染轻则影响新妈妈的健康、延长产后恢复时间，重则危及生命，因此必须做好预防工作。应积极治疗急性外阴炎、阴道炎及宫颈炎，注意产后卫生，保

附录

持外阴清洁，尽量早些下床活动，以使恶露尽早排出，还要保持心情愉快，注意适当休息。

　　产褥期禁止性生活，因为在产后这个时期子宫正处于创面出血、易感染的阶段，产后恶露排净需要 6~8 周，所以产后两个月内禁止性生活。

尽早下床活动有助恢复

　　分娩时新妈妈因消耗了大量体力，感到非常疲劳，需要好好休息，但长期卧床不活动也有很多坏处。一般来说，顺产的新妈妈，在产后 6~8 小时就可第一次下床活动，每次 5~10 分钟。如果会阴撕裂、侧切，应坚持 6~8 小时第一次下床活动或排尿，但应注意行走速度要缓慢、轻柔，避免动作过于激烈，将缝合的伤口拉开。第一次下床活动时必须有家人陪同，以防体虚摔倒，并注意不要站立太久。

侧切妈妈别过早运动

　　会阴侧切的顺产妈妈产后第 1 天不适合做缩肛运动和举腿运动，应该等伤口愈合好之后再进行，以免撕裂伤口。

　　分娩 1 个月后，自然分娩的新妈妈会阴处的疼痛感大部分已经消失，此时应开始进行骨盆底恢复锻炼。从此时到产后 8 周内，最好坚持进行这样的锻炼，并且把它作为一种习惯持续下去，骨盆底就会如生育前一样健康，不用担心出现尿频、尿失禁的情况。

侧切更要保持会阴清洁

　　很多会阴侧切的顺产妈妈心里都会有些担心，总怕伤口恢复不好，其实这些担心完全没有必要。只要每日冲洗会阴部两次保持会阴干净、观察出血情况、大小便后用温水冲洗外阴、保持积极的心态，都能恢复得很好，更不会影响以后的性生活。

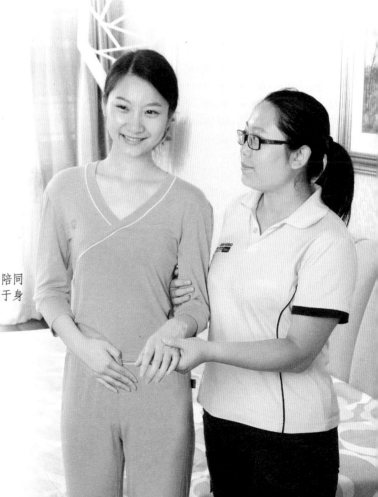

新妈妈在家人的陪同下尽早下床有利于身体恢复。

产后 42 天体检要知道的事

不可忽视产后检查

一般情况下，产后第 42 天左右，产褥期将结束，新妈妈应到医院做一次全面的产后检查，但很多人认为身体又没有什么不适，没有必要去体检。实际上，如果不去做检查，就不能及时发现异常并及早进行处理，容易延误治疗或遗留病症。而进行产后 42 天的体检，则有助于了解新妈妈全身和盆腔器官是否恢复到孕前状态，了解哺乳情况，万一有异常情况，也可以及时得到医生的指导和治疗。如有特殊不适，更应该提前去医院进行检查。

提前了解产后检查项目

一般医院产后检查主要有以下几项：

A. 验血、验尿、测体重、量血压等常规检查。

B. 盆底检查：就是由医生用肉眼来观察外阴、阴道、宫颈是否有异常。

C. 白带检查：取少量白带，由医生在显微镜下检查是否有阴道炎，还可以检查衣原体、支原体、淋病等性传播疾病。

D. 盆腔器官检查：B 超可以发现子宫肌瘤、卵巢囊肿等常见的妇科盆腔内病变。

E. 查看会阴侧切或剖宫产伤口愈合情况。

F. 乳房检查：查看新妈妈的乳腺情况，给出关于哺乳的指导意见。

做产后检查时，新妈妈一定要带上宝宝一起做个全面的检查，以保证母婴的健康。

检查盆底看恢复

新妈妈应检查会阴及产道的裂伤愈合情况、骨盆底肌肌肉组织恢复情况以及阴道壁有无膨出。检查阴道分泌物的量和颜色，如果是血性分泌物且量多，则表明子宫复位不良或子宫内膜有炎症。

检查盆腔器官好处多

检查子宫颈有无糜烂，如果有，可于产后 3~4 个月再复查及治疗。检查子宫大小是否正常和有无脱垂，如子宫位置靠后，则应采取侧卧睡姿，并且要每天以膝卧位来纠正。检查子宫的附件及周围组织有无炎症及包块。进行剖宫产手术的新妈妈应注意检查腹部伤口愈合情况，以及子宫与腹部伤口有无粘连。

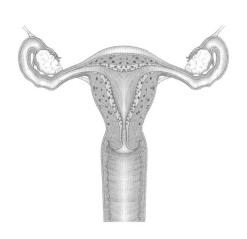

内科检查知病情

患有合并发症的新妈妈，如患有肝病、心脏病、肾炎等，应到医院内科检查病情变化。怀孕期间患有妊娠高血压疾病的新妈妈要检查血液和尿液是否异常；还要检查血压是否仍在继续升高。如有异常，应及时治疗，以防转为慢性高血压。另外，对于无奶或奶少的新妈妈，可要求医生进行饮食指导，或给予适当的药物治疗。

检查血尿常规

血尿常规检查指血常规检查和尿常规检查。要在产后第 42~45 天完成。患妊娠高血压疾病的新妈妈要注意自己身体恢复的情况，并做尿常规检查，直接、迅速地反映泌尿系统的情况。妊娠合并贫血或产后出血的新妈妈要检查血常规，如有贫血应及时治疗。患有肝炎、泌尿系统感染或其他并发症的新妈妈则应到内科或产科进一步检查和治疗。尤其对于妊娠时有妊娠高血压疾病、小便中有蛋白等情况的新妈妈，这两种检查就更不能忽视了。

需要特别提醒新妈妈，做这两种检查前是可以进食的，但不宜过饱，可少量饮水。

不可忽视的体重检查

大多数新妈妈在生完宝宝后体重会骤减，可是坐完月子体重反而又上去了。这是因为受传统坐月子的观念影响，新妈妈吃得多，吃得好，躺得多，动得少。殊不知，一味地大补，对新妈妈有害无利。因为新妈妈吃过多肉类食物不仅会导致自身营养失衡，高脂肪含量的乳汁还会导致宝宝消化不良和腹泻。所以，根据新妈妈的体重，医生会给出科学的饮食和运动的建议，有利于新妈妈的身体恢复。

乳房检查很重要

生完宝宝开始哺乳后，新妈妈的乳房大部分都会处于胀的状态，虽然长辈们都会不以为然地告诉新妈妈这没什么，很正常。可是，新妈妈可千万不要因此而忽视乳房检查。因为此项检查不仅可以检查新妈妈的哺乳状况，而且还可以发现乳房肿块、乳汁滞留等情况，便于尽早治疗，对预防乳腺炎大有裨益。

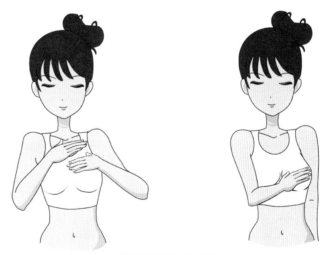

孕妈妈要时常进行乳房检查，可以尽早发现问题，也有利于预防乳腺炎。

图书在版编目（CIP）数据

轻松顺产这样做 / 王琪主编 . -- 南京：江苏凤凰科学技术
出版社，2019.11
（汉竹·亲亲乐读系列）
ISBN 978-7-5537-9774-8

Ⅰ . ①轻… Ⅱ . ①王… Ⅲ . ①孕妇－妇幼保健－基本知
识②分娩－基本知识 Ⅳ . ① R715.3 ② R714.3

中国版本图书馆 CIP 数据核字 (2018) 第 240892 号

中国健康生活图书实力品牌

轻松顺产这样做

主 编	王 琪	
编 著	汉 竹	
责 任 编 辑	刘玉锋	黄翠香
特 邀 编 辑	李佳昕	张 欢
责 任 校 对	郝慧华	
责 任 监 制	曹叶平	刘文洋

出 版 发 行	江苏凤凰科学技术出版社
出版社地址	南京市湖南路 1 号 A 楼，邮编：210009
出版社网址	http://www.pspress.cn
印 刷	北京博海升彩色印刷有限公司

开 本	715 mm×868 mm 1/12
印 张	15
字 数	200 000
版 次	2019 年 11 月第 1 版
印 次	2019 年 11 月第 1 次印刷

标 准 书 号	ISBN 978-7-5537-9774-8
定 价	39.80 元